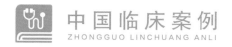
中国临床案例
ZHONGGUO LINCHUANG ANLI

消化内镜诊疗疑难病例精解

主编　黄永辉

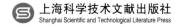
上海科学技术文献出版社
Shanghai Scientific and Technological Literature Press

图书在版编目（CIP）数据

消化内镜诊疗疑难病例精解 / 黄永辉主编 . -- 上海：
上海科学技术文献出版社，2023
（中国临床案例）
ISBN 978-7-5439-8896-5

Ⅰ.①消… Ⅱ.①黄… Ⅲ.①消化系统疾病—内窥镜
检—病案—分析 Ⅳ.① R570.4

中国国家版本馆 CIP 数据核字（2023）第 135165 号

策划编辑：张　树
责任编辑：应丽春
封面设计：李　楠

消化内镜诊疗疑难病例精解

XIAOHUA NEIJING ZHENLIAO YINAN BINGLI JINGJIE

主　　编：黄永辉
出版发行：上海科学技术文献出版社
地　　址：上海市长乐路 746 号
邮政编码：200040
经　　销：全国新华书店
印　　刷：廊坊市海涛印刷有限公司
开　　本：787mm×1092mm　1/16
印　　张：13.75
版　　次：2023 年 8 月第 1 版　2023 年 8 月第 1 次印刷
书　　号：ISBN 978-7-5439-8896-5
定　　价：228.00 元

http://www.sstlp.com

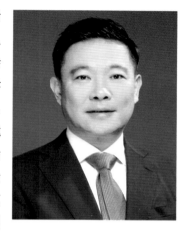

黄永辉，主任医师，教授，博士生导师，博士后指导教师，现任北京大学第三医院北方院区执行院长、消化内镜中心主任、消化科副主任。兼任中华医学会消化内镜学分会常务委员，老年协作组组长、EUS学组副组长；北京医学会消化内镜学分会副主任委员，ERCP学组副组长；中国非公立医疗机构协会消化内镜专业委员会副主任委员；中国医师协会内镜医师分会及消化内镜医师专业委员会常务委员；中国医师协会消化医师分会胆胰疾病专业委员会副主任委员；北京健康促进会肝胆胰肿瘤专家委员会副主任委员；中国医师协会内镜医师分会及消化内镜医师专业委员会常务委员；《中国微创外科杂志》常务编委，《中华消化内镜杂志》编委，《中华胰腺病杂志》编委，《中华临床医学杂志》编委，《中华胃肠内镜电子杂志》编委等。

长期致力于消化内镜微创诊疗技术在临床应用及基础机制的创新研究和专利转化。擅长消化内镜微创诊断和治疗，全面掌握各种消化内镜三四级手术，如内镜下逆行胰胆管造影（ERCP）及相关的内镜治疗技术，超声内镜（EUS）及相关治疗技术，内镜下黏膜剥离术（ESD）治疗消化道早癌或癌前病变，内镜下经口肌切开术（POEM）治疗贲门失弛缓症，内镜下经黏膜下隧道固有肌层肿瘤切除术（STER）及各类内镜下隧道技术（如ESTD、G-POEM等），各种消化道及胆胰管支架置入技术、经自然腔道内镜手术（NOTES）等。近年来开展多项创新性临床研究，如悬挂式超长胆道支架、内镜下乳头成形术、激素凝胶口服预防食管大面积ESD术后食管狭窄等，重点解决消化内镜临床难点和痛点问题。2015—2021年连续7年获北京大学第三医院技术创新一等奖（第一完成人），2021年以"胆胰疾病内镜诊疗体系的拓展及其创新性技术的临床应用"获中华医学科技奖三等奖，以"内镜下乳头夹闭成型术和专用抗反流胆道支架的研发"或首都医学创新与转化大赛二等奖。2022年以"新型药物组合联合新型封堵球囊防治食管良性狭窄"获北大医学创新转化大赛三等奖。先后共培养硕士和博士研究生21名。作为主编或参编，先后参与编写著作8部，包括《复杂疑难胆胰疾病高级ERCP教程》《消化道早癌蓝激光成像技术诊断图谱》等。先后承担国家自然基金项目（面上项目）2项，北京市科委健康培育项目基金或首发基金2项；参与国家重点研发计划，获批发明专利或实用新型专利10余项，实现专利转化200余万元。

二十一世纪诊疗医学在消化系统方面的重要进展就是治疗性消化内镜的蓬勃发展，原来消化内镜主要用于诊断，后逐步向治疗扩展，致使原来属于某些外科领域的一些疾病通过消化内镜技术得以治疗、治愈，又称作微创治疗，从而大大减少了患者的创伤和痛苦，缩短了治愈时间，深得广大专业工作者及患者的欢迎，因而这一技术得到快速发展。但也带来一些新问题，主要是从事内镜诊断的内科医师必须扩大自己的业务范围，学习、熟悉一些疾病的外科诊疗原则、局部解剖、如何最大限度地保存患者器官的功能及减少外科并发症等。在广泛开展新技术的同时，也必须解决如何保证统一的操作规程，以确保操作的安全性、疗效的稳定性等问题。本书采集了消化系统较为疑难的 30 个病例，几乎涵盖了消化系统各个器官，详细描述了每个病例的诊断过程、内镜操作的步骤及要点、疾病的最终结局，这些内容和特点恰恰解决了当前我国在这一领域迫切需要解决的上述诸多问题。书中还附有大量照片及详细的描述、注解，使得内容更易理解，这对初学者或中等专业技术水平的专业工作者极为有益，是一本理想的教科书和培训教材。

本书主编黄永辉教授在读博士期间就显示出对本专业的极大兴趣。他刻苦学习、肯于钻研，医疗技术及学术水平不断提高。工作中重视临床科研工作，攻克了很多技术难点，并有很多科研技术创新，深受国内外同行专家的好评，本书中很多病例反映了作者的学术水平，是一位不可多得的高级专业技术人才。

对于本书的出版，我表示祝贺，并相信它必将对我国消化内镜专业的发展和人才培养做出应有的贡献。

序言专家简介

林三仁，主任医师，教授，我国著名消化系病专家。曾任北京医科大学消化疾病研究中心主任及北京大学第三医院消化科主任、中华医学会消化病学分会主任委员、北京医学会消化病学分会主任委员、北京医师协会消化专业委员会会长、《中华内科杂志》副主编等职务。1980 年率先将日本胃肠双重对比造影技术引进我国，促进了我国 X 线胃肠道疾病诊断水平的提高。先后承担国家"七五"和"八五"攻关课题早期胃癌的相关研究，为我国胃癌的防治做出了突出的贡献。1992 年起享受国务院政府特殊津贴待遇。

近年来消化内镜技术发展迅速，新的诊断和治疗技术层出不穷，使得原先需要外科手术的疾病也能通过消化内镜来治愈，极大拓宽了消化内镜的诊疗疾病谱。很多消化内镜新技术的涌现，模糊了消化内外科界限。比如在胆胰系统疾病方面，近年来各种内镜辅助器械的研发和应用，内镜逆行胰胆管技术和超声内镜治疗领域的不断拓展，使得原先只能通过外科手术解决的疑难问题，由内镜医师迎刃而解。而消化道早癌的诊断和治疗，在新型内镜层出不穷的加持下，更是产生了质的飞跃。过去需要进行部分器官切除的病变，目前仅需要内镜黏膜下剥离病变即可。又比如一些先天性疾病，如胰腺分裂、十二指肠重复畸形、先天性幽门梗阻等均可通过内镜治疗达到缓解症状，甚至治愈疾病的目的。

笔者在近四十年的内镜临床工作中，积累了大量应用内镜进行成功治疗的疑难病例。在此精选 30 例复杂疑难病例，汇集成册。每一个病例均包含了高清内镜图片，详细阐述了治疗过程、治疗方法的选择策略，同时对病例中所涉及重要问题的关键点进行简要总结和进展介绍。本书涵盖病例范围广，既包括了十二指肠重复畸形、胆总管囊肿等先天性疾病，也涵盖了输入袢综合征、Whipple 术后胰肠吻合口狭窄等高难度 ERCP 病例。同时也囊括了超声内镜引导下胆管穿刺引流术、胰管穿刺引流术等高精内镜技术等。本书也可作为年轻内镜医师拓宽内镜治疗视野、学习内镜诊疗思路、提高内镜治疗技术的案头参考资料。

本书的编写注重简洁流畅，图文并茂，同时也呈现了重要的学科进展。是编者多年来的智慧结晶，体现了内镜医师对内镜治疗的深刻认识和丰富的临床实践经验，是向全国内镜同道们分享的心血之作。

如对本书存在疑问或发现不妥之处，真诚希望广大读者不吝赐教，提出宝贵意见。共同为我国内镜技术的发展和创新添砖加瓦。

目 录

病例1　食管早癌合并食管静脉曲张内镜下治疗 …………………………………… 001

病例2　食管憩室经内镜肌切开术 ……………………………………………… 009

病例3　食管巨大平滑肌瘤黏膜下隧道内镜切除术（STER）………………… 013

病例4　食管术后胃排空障碍G-POEM治疗 …………………………………… 019

病例5　胃淋巴瘤合并早期胃癌 ………………………………………………… 027

病例6　胃黏膜下肿瘤内镜下全层切除术（EFTR）并内镜下缝合术 ………… 033

病例7　胃纤维瘤全层切除术（Notes）………………………………………… 038

病例8　十二指肠降部壁内憩室伴出血 ………………………………………… 044

病例9　十二指肠降部多发囊肿 ………………………………………………… 052

病例10　ERCP术中对侧肠壁穿孔内镜下修补术 ……………………………… 058

病例11　阑尾炎治疗（ERAT）………………………………………………… 064

病例12　P-B型胆胰管汇流异常 ………………………………………………… 069

病例13　胆总管囊肿伴B-P型胆胰管汇流异常 ………………………………… 075

病例14　Ⅲ型胆总管囊肿的内镜治疗 ………………………………………… 081

病例15　导管内乳头状黏液性肿瘤IPMN ……………………………………… 087

病例16　胆管内乳头状黏液性肿瘤 …………………………………………… 094

病例17　梗阻性黄疸-胆管癌 …………………………………………………… 102

病例18　FBSD（原Ⅱ型胆道SOD）…………………………………………… 109

病例19　胆瘘OTSC闭合 ………………………………………………………… 117

病例20　胆总管巨大结石ERCP取石术，并十二指肠乳头成型（ECPP）… 124

病例21　EUS-BD（环状引流术）……………………………………………… 131

病例22　胰腺癌伴十二指肠梗阻、胆管梗阻…………………………………… 138

病例23　Whipple术后胰肠吻合口狭窄 ………………………………………… 149

病例24　Whipple术后伴输入袢综合征 ………………………………………… 159

病例25　自身免疫性胰腺炎……………………………………………………… 168

病例26　十二指肠乳头区神经内分泌肿瘤切除………………………………… 178

病例27　胰管支架移位…………………………………………………………… 182

病例28　慢性胰腺炎副乳头支架置入…………………………………………… 189

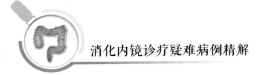

病例29　胰腺假性囊肿 ……………………………………………………… 195

病例30　胰腺术后胰管断裂——超声内镜引导下胰管穿刺

引流术（EUS-PD）………………………………………………… 202

食管早癌合并食管静脉曲张内镜下治疗

一、病历摘要

（一）基本信息

患者罗某某，女性，73 岁。

主诉： 发现食管早期癌及食管静脉曲张入院。

现病史： 患者因上腹不适于外院行胃镜检查。外院胃镜提示：食管静脉曲张（重度），距离门齿 20cm 食管左侧壁可见一片状红斑，大小 0.3cm×0.6cm，表面覆苔，窄带显像 NBI 呈茶色，IPCL 呈 B1、B2 型。27～29cm 处可见一片状红斑，大小 0.8cm×2cm，病变位于曲张静脉表面，NBI 呈茶色，IPCL 呈 B1 型部分呈 B2 型。食管中下段黏膜可见 3 条静脉曲张，蛇形 - 结节形，曲张静脉表面呈蓝色。外院食管活检（20cm 处）病理提示，灶性上皮呈中 - 高度异型增生。

既往史： 6 年前于外地诊断为原发性胆汁性肝硬化。

个人史： 无特殊。

家族史： 无特殊。

（二）体格检查

无贫血貌，皮肤巩膜无黄染。心肺查体无阳性体征。腹部平软，无明显压痛、反跳痛，未及包块，肝脾肋下未及，腹部叩诊鼓音，移动性浊音阴性。肠鸣音正常。

（三）辅助检查

入院后血常规：白细胞 $2.62×10^9$/L，血红蛋白 125g/L，血小板 $46×10^9$/L，肝功能、肾功能、血糖未见明显异常，凝血功能国际标准比率 1.11。术前免疫八项未见明显异常，肿瘤标志物未见异常。

（四）诊断

入院后完善辅助检查，结合外院胃镜检查及病理结果，考虑早期食管癌、原发性胆汁性肝硬化、食管胃底静脉曲张（重度）、门脉高压性胃病。

（五）诊疗经过

经过外院的胃镜以及食管活检，考虑患者食管早癌可能性大，经过胸部 CT 检查，除外淋巴结转移可能，按照常规流程应进一步考虑内镜下行内镜黏膜剥离术（ESD）治疗，根据患者内镜下表现，预期可以实现根治性切除。但是该患者合并一个特殊情况，就是同时合并重度食管静脉曲张。黏膜下曲张的静脉就好像是一个定时炸弹，即使没有外界的刺激也可能会有大出血的可能，更何况患者要接受黏膜剥离手术。手术出血的风险较大，这对于该患者来说是矛盾的治疗。

经过讨论我们考虑有两种治疗方案：方案1：先进行内镜下曲张静脉的套扎治疗，等待静脉曲张明显好转后再实施内镜下 ESD 手术；方案2：在一次无痛内镜的操作过程中完成2个手术，就是一次完成静脉曲张的套扎治疗和早癌的 ESD 手术。这种方式虽然风险稍大，但是对于患者的两个疾病可以一次完成治疗，患者获益较大。最后考虑采用方案2，一次完成静脉曲张和早癌的治疗。

治疗过程：先进行常规胃镜检查，在患者的食管下段 35cm 以下可见 2 条静脉曲张，呈蛇形，白色，未见明显红色征以及活动出血征象（病例1图1）。在内镜头端安装套扎器，套扎曲张静脉，共释放 4 个橡胶圈（病例1图2）。

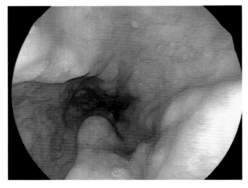 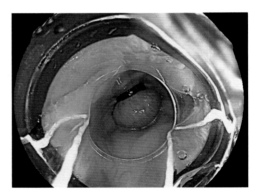

病例1图1　内镜下见食管下段静脉曲张　　　　病例1图2　套扎曲张静脉

完成静脉曲张套扎治疗后，更换内镜，以蓝激光放大内镜观察食管，见 27 ～ 30cm 处可见一处红斑，放大内镜 BIL 观察局部 IPCL，血管明显扩张、迂曲，血管口径不一致，呈袢样，血管为 B1 型改变，碘染局部不染色，未见无血管区，照片中可以看到病变远端有套扎的橡胶圈（病例1图3）。20 ～ 23cm 处也可以见一处红斑，表面微结构类似。碘染不染色（病例1图4）。这两处病变均考虑食管早癌可能大。随即立刻行 ESD 手术，先用电刀标记病变边界（病例1图5，病例1图6）。然后行黏膜下注射，并用 DUAL 刀逐步剥离，最后完整切除病变，患者有静脉曲张的基础，创面极容易出血，小心止血后结束操作（病例1图7，病例1图8）。获得两块食管黏膜标本，体外碘染色观察病变已经完全切除（病例1图9，病例1图10）。

病理结果回报（病例 1 图 11）：①食道中下段：（ESD 标本体积约 27mm ×
20mm × 1mm，连切 10 块）鳞状细胞癌，癌组织灶性累及食管腺导管，局部癌
组织侵及至黏膜下层浅层，光镜下癌组织范围约为 7mm × 4.5mm（第 2 ～ 第
7 块组织可见癌组织），癌组织距标本基底侧切缘最近约 0.3mm，癌组织距标本水
平侧切缘（标本 3 点钟方向）最近约 3.5mm，免疫组化结果示：癌细胞 CK 混（＋），
CK14（＋），P53 部分（＋），Ki-67 阳性细胞率约 70%，CD34 及 D2-40 免疫标记
未见明确脉管内癌栓，Desmin 免疫标记示黏膜肌层不完整；标本水平侧切缘可见
灶状中度异型增生；②食道中上段：（ESD 标本体积约 23mm × 18mm × 1mm，连切
8 块）早期食管癌，黏膜内癌，鳞状细胞癌，大部分呈鳞状上皮原位癌，光镜下癌
组织范围约为 8.4mm × 5mm（第 3 ～ 第 7 块组织可见癌组织），免疫组化结果示：
癌细胞 CK 混（＋），CK14 部分（＋），P53（＋），Ki-67 阳性细胞率约 20%，CD34
及 D2-40 免疫标记未见明确脉管内癌栓，Desmin 免疫标记示黏膜肌层完整；标本
水平侧切缘可见灶性中度异型增生。

　　结合病理，考虑患者的早期食管癌达到了治愈性切除。同时也实现了内镜下的
静脉曲张的套扎治疗。

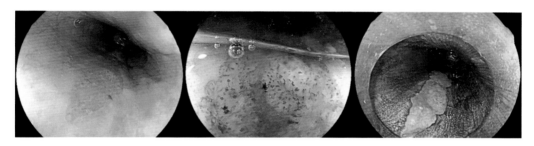

病例1图3　27 ～ 30cm处红斑所见

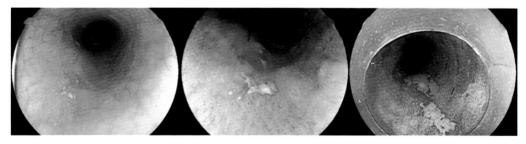

病例1图4　20 ～ 23cm处红斑所见

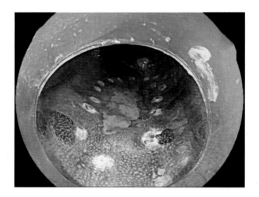

病例1图5　标记27～30cm处病变

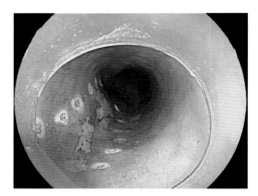

病例1图6　标记20～23cm处病变

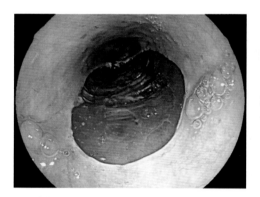

病例1图7　创面，27～30cm处病变

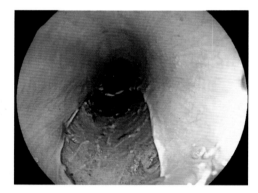

病例1图8　创面，20～23cm处病变

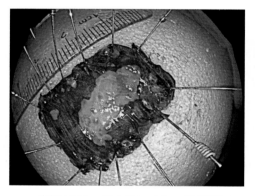

病例1图9　标本27～30cm处病变

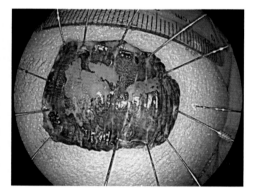

病例1图10　标本20～23cm处病变

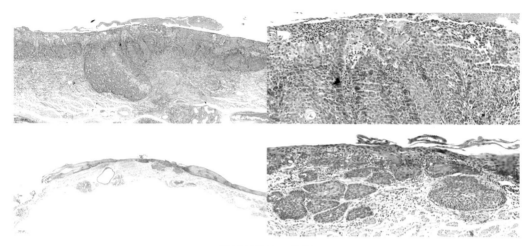

病例1图11 病理

（六）随访

患者随访至今，没有再出现肿瘤复发及上消化道出血。

二、病例分析

门脉高压症所致食管胃静脉曲张破裂出血是肝硬化失代偿期致命性的并发症，肝硬化患者可能同时存在血小板减少、凝血时间延长等问题，因此肝硬化被认为是外科手术中发生并发症的重要原因；在内镜下手术方面，与非肝硬化患者相比，肝硬化患者同样也有出血的风险，对于食管部位手术出血的风险更大。当然目前在内镜下可对食管胃静脉曲张通过组织胶、硬化剂以及套扎进行治疗，也可以进行出血的一级预防和二级预防。在早癌治疗方面，ESD已广泛用于消化道早癌、癌前病变及其他浅表黏膜病变的治疗，具有创伤小、完整切除率高、利于病理学精确诊断及分期、术后恢复快等优点。但同时也要注意到肝硬化患者的内镜下手术具有出血倾向，甚至导致危及生命的大出血。ESD的主要并发症为出血和穿孔，而肝硬化食管胃静脉曲张合并上消化道浅表黏膜病变的患者在接受ESD治疗时，其并发出血、穿孔的风险相对于非肝硬化患者更高。因此，对此类患者治疗时机和治疗方法的选择上较单纯静脉曲张或是黏膜病变复杂很多。但是合并静脉曲张的早期食管癌并不是内镜治疗的禁忌，既往有文献报道，成功使用内镜黏膜切除术（EMR）或ESD治疗肝硬化食管静脉曲张患者的早期食管癌的病例。该患者年龄大，如果通过外科手术方式治疗风险大，恢复时间长，因此我们考虑进行内镜下治疗，而且是一次麻醉完成两个治疗，更体现了内镜治疗微创的优点。

三、疾病和相关诊治技术介绍

对于肝硬化食管胃静脉曲张合并上消化道浅表黏膜病变患者的具体治疗策略上，要考虑以下 3 个方面：一是凝血功能是否能耐受手术，二是静脉曲张与黏膜病变的处理时机，三是黏膜病变与曲张静脉的位置关系。肝硬化失代偿期肝功能减退以及脾功能亢进所致的凝血时间延长、血小板减少等并发症，是患者能够耐受有创性检查、治疗的重要制约因素。有文献报道，将凝血功能国际标准比率 < 1.5 和血小板计数 > 50×10^9/L 作为肝硬化患者能安全的耐受侵入性手术操作的临界值。而 REPICI 等认为，凝血功能国际标准比率 > 1.33 和（或）血小板计数 < 105×10^9/L 患者行 ESD 后出血的风险可能增加。因此，对于凝血功能较差的患者，可考虑内镜下治疗前输注成分血浆及血小板制品。对于食管胃静脉曲张与上消化道浅表黏膜病变的内镜下治疗时机的选择，是减少两种治疗发生并发症的关键。多数文献报道伴发食管静脉曲张的食管癌患者，建议先通过套扎或硬化治疗使食管静脉曲张消除后进行食管早癌内镜下切除，但是考虑到肝硬化静脉曲张的治疗周期较长，肝硬化患者病情变化较快，择期治疗早癌有进展的风险。黏膜病变与曲张静脉的位置关系对选择治疗方法也至关重要。对于伴发食管黏膜病变的食管静脉曲张，当病变处在曲张静脉之上时出血的风险较大，而在处理食管静脉曲张时，最好采用套扎治疗，可以套扎病变肛侧的静脉，复查时病变下方的曲张静脉就可能消失。文献报道 ESD 之前对食管静脉曲张的处理上通常不采用内镜下硬化治疗，特别是病灶位于曲张静脉上时，因为有可能导致黏膜下纤维化甚至瘢痕形成，增加了病灶完整切除的难度。

从医疗安全考虑本例患者可以首先行内镜下食管胃静脉曲张治疗，待复查静脉曲张血栓化、基本消失或出血风险显著下降后，再进一步对黏膜病变行 ESD 治疗。但患者术前凝血功能国际标准比率为 1.11，血小板接近 50×10^9/L，凝血功能尚可，食管黏膜病变下方静脉曲张并不严重，经过套扎治疗后病变附近静脉曲张消失，胃镜下评估此食管曲张静脉出血风险低，因此我们选择在食管胃静脉曲张的治疗结束后，立刻对黏膜病变行 ESD 等治疗，减少了患者住院的次数和时间，食道早癌也及时得到了治疗，当然这个操作还是有一定风险的。除了这种治疗策略外，KUNZLI 等报道了超声内镜提示食管早癌位于曲张静脉上时，采用直接套扎后观察的方法，最终静脉曲张消失，肿瘤病变坏死脱落。但是这种方法有一定缺点，一是无法获得病理，二是只能处理较小的病变。总之，对于肝硬化食管胃静脉曲张合并上消化道浅表黏膜病变的内镜下处理，要从患者的凝血功能、静脉曲张与黏膜病变的处理时机以及相对位置关系上综合衡量得出最优治疗策略。

四、病例点评

该例为门脉高压食管静脉曲张合并同时性多原发表浅型食管早癌的病例，经过充分的术前检查及评估，采取了内镜下食管曲张静脉套扎治疗以最大限度降低出血风险的基础上进一步实施了同期的 ESD 治疗，最终达到了治愈性切除。

（撰　写　姚　炜　北京大学第三医院消化科）

（审　核　黄永辉　北京大学第三医院消化科）

参考文献

[1]徐小元，丁惠国，贾继东，等.肝硬化门静脉高压食管胃静脉曲张出血的防治指南[J].中华内科杂志，2016，55（1）：57-72.

[2]Ferro D，Angelico F，Caldwell SH，et al.Bleeding and thrombosis in cirrhotic patients：what really matters？[J].Dig Liver Dis，2012，44（4）：275-279.

[3]Inoue H，Endo M，Takeshita K，et al.Endoscopic resection of carcinoma in situ of the esophagus accompanied by esophageal varices[J].Surg Endosc，1991，5（4）：182-184.

[4]Ciocrlan M，Chemali M，Lapalus MG，et al.Esophageal varices and early esophageal cancer：can we perform endoscopic mucosal resection（EMR）？[J].Endoscopy，2008，40（2）：91.

[5]Kunzli T，Weusten BL.Endoscopic resection of early esophageal neoplasia in patients with esophageal varices：how to succeed while preventing the bleed[J].Endoscopy，2014，46（Suppl 1 UCTN）：631-632.

[6]Zullo A，Hassan C，Bruzzese V.Comment to "Bleeding and thrombosis in cirrhotic patients：what really matters？"[J].Dig Liver Dis，2012，44（12）：1049.

[7]Repici A，Pagano N，Hassan C，et al.Endoscopic submucosal dissection of gastric neoplastic lesions in patients with liver cirrhosis：a systematic review[J].J Gastrointest Liver Dis，2012，21（3）：303-307.

[8]Funakoshi K，Akiyama N，Kozakai I，et al.Successful endoscopic therapy of superficial esophageal cancer on varices in a patient with alcoholic liver cirrhosis[J].Dig Endosc，2001，13（4）：212-215.

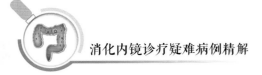

[9]Endlteher E，Oelbmann C，Schlottmann K，et al.Endoscopic mucosal resection for early esophageal cancer with esophageal varices（in German）[J].Z Gastroenterol，2004，42（7）：609-613.

食管憩室经内镜肌切开术

一、病历摘要

（一）基本信息

患者男性，47岁。

主诉： 间断胸骨后哽噎感3年余，加重半年，伴呃逆、反酸。

现病史： 患者3年前无明显诱因出现胸骨后哽噎感，伴呃逆、反酸，无烧心，与进食无关，上述症状夜间平卧时较明显，未予重视。近半年上述症状逐渐加重，伴食欲缺乏，无恶心、腹胀、腹泻等。1个月前就诊于外院，行胃镜检查示真菌性食管炎、食管憩室、慢性浅表性胃炎和胃多发息肉。1周前就诊于我院，行上消化道造影，示食管下段憩室、慢性胃炎。此次为进一步诊治入院。发病以来，患者精神、饮食、睡眠正常，大小便正常，体重半年减轻8kg。

既往史： 发现乙肝15年，目前为乙肝"小三阳"，未进一步治疗。支气管哮喘7年，目前应用布地奈德、福莫特罗治疗。慢性阻塞性肺疾病3年。其他无特殊。

个人史： 无特殊。

家族史： 无特殊。

（二）体格检查

体温34.6℃，脉搏68次/分，呼吸18次/分，血压106/68mmHg。系统查体无特殊。

（三）辅助检查

上消化道造影检查示食管下段憩室，开口较小，约1.0cm，其内造影剂潴留明显（病例2图1）。

胃镜检查示食管距门齿40cm见一较大憩室，内有食物残渣，食管黏膜光滑，散在白色颗粒物附着，余未见明显异常（病例2图2）。

入院常规化验未见异常。

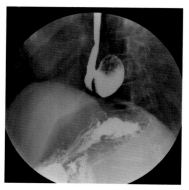 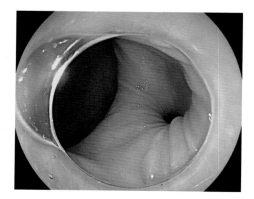

病例2图1　治疗前食管造影显示食管下段　　　　病例2图2　食管憩室的内镜所见
　　　　　　巨大憩室

（四）诊断

食管憩室。

（五）诊疗经过

患者全身麻醉下行经口内镜憩室肌切开术。

于憩室口侧约 2cm 处行黏膜下注射，Dual 刀切开至黏膜下层，建立黏膜下隧道，至憩室肛侧缘，充分暴露憩室嵴部肌层，应用 Dual 刀将嵴部肥厚肌层全层切开，切开深度约 2cm，至憩室嵴部消失，创面止血后，封闭隧道开口（病例 2 图 3）。

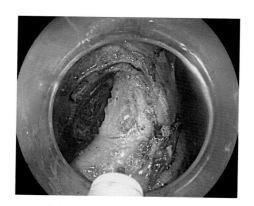

病例2图3　憩室嵴部肌层切开

（六）随访

术后患者胸骨后不适感明显减轻。

术后再次行食管造影示憩室开口明显扩大，约 1.6cm，下缘嵴部变短，造影剂潴留明显减少（病例 2 图 4）。

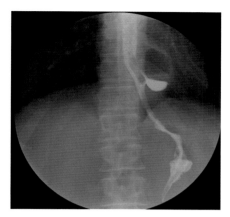

病例2图4　治疗后复查造影图

二、病例分析

该病例为一食管巨大憩室患者，憩室开口较小，憩室内食物潴留，导致患者胸骨后不适感。排除心肺疾病后，憩室的治疗成为临床主要问题。之前，对于食管较大憩室，主要的手段还是胸外科切除治疗，创伤比较大，近年来胸腔镜的发展使得此类手术更加微创化。同期，随着消化内镜技术的突飞猛进，经内镜的食管憩室治疗也逐渐开展起来，通过在食管黏膜下层建立隧道的技术，将憩室下缘嵴部切开，从而扩大憩室开口，减少食物潴留，解决憩室引起的不适症状。此方法在不切除正常组织的情况下，实现了憩室相关疾病的治疗，是内镜超级微创理念的实践应用。该方法与胸外科常规和胸腔镜相比，创伤性更小。

三、疾病和相关诊治技术介绍

食管憩室分两大类，一类是位于咽食管交界处的憩室，称 Zenker 憩室，此类憩室为环咽肌薄弱，食管黏膜层和黏膜下层向外突出而成，一般较小，开口较窄，部分较大者可引起咽部及吞咽不适症状，可参考 Brombart 四级分型法。对于憩室大于 1cm，食管受压，或存在相关症状者具有治疗指征。另一类憩室为位于食管中下段的憩室，一般较大，开口广，多无临床症状，一般在消化系统检查时偶然发现，部分开口较窄者或较大者，由于食物潴留、压迫、反流等，可能引起胸骨后不适、反食等症状，明显者则具有手术治疗指征。

Zenker 憩室 Brombart 分级：Ⅰ级，只在食管上括约肌收缩期可见，憩室长度 2 ~ 3mm；Ⅱ级，憩室大小为 7 ~ 8mm；Ⅲ级，憩室大于 10mm；Ⅳ级，导致食管受压的憩室。而发生在食管中下段的憩室没有明确的分类标准。

憩室诊断最敏感的方法是食管造影，尤其是 Zenker 憩室，可以直观地显示憩室的大小、开口大小及造影剂潴留情况。其次是内镜检查，观察憩室黏膜情况。胸部 CT 检查对于诊断无价值，主要用于观察憩室与胸腔其他脏器的关系，指导下一步治疗。

憩室鉴别诊断主要是真假憩室的鉴别，假憩室多合并手术史和胸部疾病史，以及结合憩室形态即可鉴别。

憩室治疗涉及多个学科，有胸外科、耳鼻喉科和消化内镜科。常规的治疗以胸外科和耳鼻喉科为主，通过外科手术的手段将憩室切除。消化内镜科的治疗则是最大限度的保留食管组织的完整性，具有超级微创的特点，手术时间短、住院日短、并发症少、效果好。具体方法是通过在憩室边缘建立黏膜下隧道的方式，充分暴露憩室下缘嵴部肌肉组织，将嵴部切开，扩大憩室开口。

内镜下经隧道憩室肌切开术是一种新型的憩室治疗手段，短期效果明显，但是作为一项新型内镜治疗手段，其长期效果有待进一步观察。

四、病例点评

食管憩室内镜下经隧道肌切开术是治疗食管憩室的新方法，具有超级微创的特点，时间短、创伤小、恢复快、效果好，值得推广。

（撰　写　张耀朋　北京大学第三医院消化科）

（审　核　黄永辉　北京大学第三医院消化科）

参考文献

[1]Law R，Katzka DA，Baron TH.Zenker's Diverticulum[J].Clin Gastroenterol，2014，12（11）：1773-1782.

[2]郭婷，谭玉拥，刘德良，等.Zenker憩室内镜治疗的研究进展[J].中华消化内镜杂志，2019，36（8）：614-616.

食管巨大平滑肌瘤黏膜下隧道内镜切除术（STER）

一、病历摘要

（一）基本信息

患者女性，28岁。

主诉： 发现食管黏膜下肿物8个月余，进食后胸骨后哽噎感4个月。

现病史： 患者8个月余前因体检于我院行胃镜检查提示：食管距门齿25cm处可见一半圆形黏膜下隆起、大小约1.5cm×1.5cm、表面黏膜光滑、活检钳触质软、可滑动；患者当时无进食后胸骨后哽噎感，无吞咽疼痛，无恶心、呕吐，无反酸、烧心，无腹痛、腹胀，未予特殊诊治。4个月前出现进食后胸骨后哽噎感，进食较干食物时出现，无需用水送服亦可咽下，进食流食及半流食无异常，无吞咽疼痛，偶有反酸、烧心，无腹痛、腹胀，无恶心、呕吐，无呕血、黑便，无食欲缺乏、乏力、消瘦，进一步于我院行超声内镜检查提示：超声扫查病变为来源于食管壁第四层、呈低回声、回声均匀、大小约1.6cm×1.5cm、其旁毗邻血管，诊断食管黏膜下肿物（平滑肌瘤可能大）。此次为进一步治疗收入院。患者自发病以来，精神、饮食、睡眠正常，大小便尚可，体重无明显变化。

既往史： 无特殊。

个人史： 无特殊。

家族史： 否认家族性遗传病史。

（二）体格检查

体温36.3℃，脉搏91次/分，呼吸17次/分，血压113/75mmHg。发育正常，营养良好，正常面容，表情自如，自主体位，神志清楚，查体合作。双肺呼吸音清晰，未闻及明显干湿性啰音及胸膜摩擦音。心率91次/分，律齐，各瓣膜听诊区未闻及杂音，无心包摩擦音。腹平坦，无腹壁静脉曲张，腹部柔软，无压痛、反跳痛，腹部无包块；肝脏未触及，脾脏未触及，Murphy氏征阴性，肾脏无叩击痛，无移动性浊音；肠鸣音正常，4次/分。双下肢无水肿。

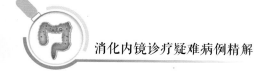
（三）辅助检查

无痛胃镜检查，诊断印象：食管 S-CJ 37cm，距门齿 25cm 处可见一半圆形黏膜下隆起，大小约 1.5cm×1.5cm，表面黏膜光滑，活检钳触质软，可滑动，余食管黏膜光滑，血管网清晰，齿状线规整，齿状线下方略粗糙，活检软，贲门口不松弛。胃底正常，黏液池清，胃体花斑，胃壁蠕动好，胃腔扩张性好，角切迹光整，胃窦花斑，幽门正常。十二指肠球及降部未见异常。诊断结论：食管黏膜下肿瘤（SMT）（平滑肌瘤可能），非糜烂性胃食管反流病（NERD）？慢性浅表性胃炎。

实验室检查血尿常规、生化均正常。

（四）诊断

食管 SMT（平滑肌瘤可能）。

（五）诊疗经过

入院完善相关检验检查无禁忌证，全身麻醉下行超声内镜（EUS）检查＋食管黏膜下肿物切除术，过程如下：食管距门齿 25cm 可见一 1.5cm×1.8cm 半球状隆起（病例 3 图 1），表面光滑，中央无溃疡形成，无黏膜桥形成。超声所见：病灶处可见低回声团块，呈椭圆形，向腔内外突出，边界清楚，内部回声均匀，起源于固有肌层浅层，最大截面 15.2mm×8.8mm（病例 3 图 2）。诊断结论：食管平滑肌瘤。ESD 胃：全身麻醉下进镜，食管距门齿 25cm 可见一 1.5cm×1.8cm 半球状隆起，表面光滑，中央无溃疡形成，无黏膜桥形成。在病变近端注射肾上腺素美兰溶液，DUAL 刀切开黏膜表面，建立隧道，在隧道内找到肿物，DUAL 刀、IT 刀分离病变周围并完整切除病变，创面易出血，可见渗血，止血钳及氩离子凝固术（APC）处理创面，观察无活动出血，金属夹数枚封闭隧道入口，退镜。术中患者生命体征平稳，血压稳定于 120～130/70～75mmHg，心率稳定于 70～80 次／分，血氧饱和度稳定于 99%～100%。诊断结论：食管黏膜下隆起（平滑肌瘤可能性大）、经内镜黏膜下隧道肿瘤切除术（STER）、金属夹夹闭缝合术。术后病理结果回报：食管 25cm：（STER 标本体积约 18mm×10mm×9mm，连切 4 块）平滑肌瘤，光镜下肿瘤组织最长径约 16mm（病例 3 图 3，病例 3 图 4）。

术后给予患者禁食水、补液、质子泵抑制剂（PPI）抑酸治疗。后逐渐恢复至半流质饮食，无不适，生命体征平稳，予办理出院。出院行 PPI、黏膜保护剂口服。

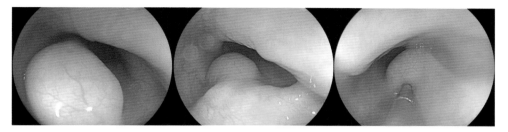

病例3图1　距门齿25cm半球形隆起

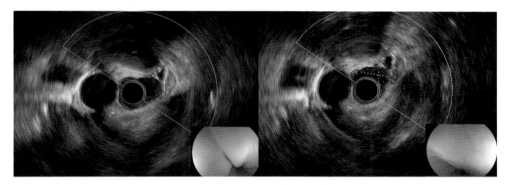

病例3图2　EUS显示起源于固有肌层

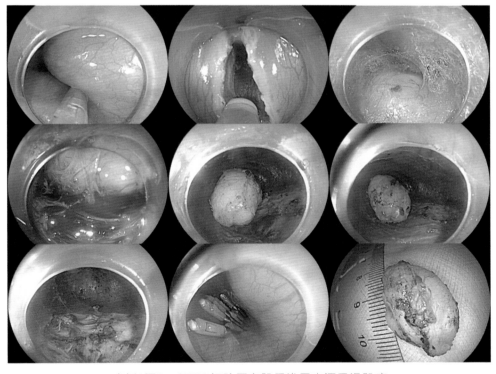

病例3图3　STER切除固有肌层浅层来源平滑肌瘤

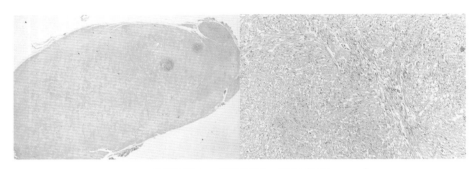

病例3图4　病理提示：平滑肌瘤

（六）随访

患者出院后原有症状消失。

二、病例分析

该患者为体检时发现食管黏膜下肿物，从外观和质地判断应该为良性肿瘤可能性大。如果没有症状，可以采用随诊观察的策略，但近期该患者逐渐出现吞咽不畅，考虑和该病变有关，有切除指征，采用内镜经黏膜下隧道肿瘤切除术是首选方案。

三、疾病和相关诊治技术介绍

消化道黏膜下肿瘤（submucosal tumors，SMTs）是指起源于消化道黏膜层以下（包括黏膜肌层、黏膜下层和固有肌层）肿瘤病变的统称。病理类型主要包括：平滑肌瘤、间质瘤、脂肪瘤和神经源性肿瘤等。其中以前三者较为多见。平滑肌瘤和脂肪瘤均为良性肿瘤，而较大间质瘤则具有一定的侵袭性，可能会出现远处转移，因此对于此类肿瘤应考虑积极治疗。临床上目前尚无有效的方法区分间质瘤与其他种类的SMTs，因此将瘤体取出后病理检测是最为有效且准确的手段。近年来随着内镜技术的进步，众多SMTs通过内镜手段取出，并衍生出了一系列SMTs的内镜治疗方法，现简介如下：

1. 内镜经黏膜下隧道肿瘤切除术（submucosal tunneling endoscopic resection，STER）该项技术主要适用于食管和胃食管交界以上的SMTs，由于食管腔内操作空间狭小，且与纵隔关系密切，常规胸外科手术创伤很大，而应用此方法保留黏膜层，在黏膜下层进行内镜直视下瘤体的完整切除，可最大限度减少并发症，患者创伤小，术后恢复快。具体操作方法如下：①在瘤体上方5cm进行黏膜下注射，切开黏膜层，暴露黏膜下层；②建立黏膜下隧道，在黏膜下层顺行剥离至暴露瘤体；③沿瘤体小心游离其周围的黏膜下层，直至瘤体完全分离；④将瘤体取出后仔细进行隧道内止血；⑤应用金属夹封闭黏膜层切口。该项技术保持了黏膜的完整性，从而避免了迟发穿孔的可能性。

2. 内镜下全层切除术（endoscopic full-thickness resection，EFTR）此项技术适用于胃内 SMTs，若 SMTs 位置较深，紧贴于浆膜层生长，或向腔外生长型者，则需要在切除过程中，主动穿孔至腹腔，在瘤体完全切除后，进行消化道管壁的修补。修补的方法主要有普通的金属夹缝合、尼龙圈缝合，以及应用大的 over-the-scope clip（OTSC）金属夹进行创面的一次性夹闭缝合。无论应用哪种缝合技术，预防腹膜炎的发生非常重要。除了在手术过程中应用生理盐水进行冲洗外，缝合后的持续胃肠减压，预防性应用抗生素也很有必要。另外在手术过程中如果出现腹腔内气体过多，气道压升高，腹腔张力高时，可用注入生理盐水的 10ml 或 20ml 注射器刺入腹腔进行术中放气，可大大减少患者的术后不适。

3. 内镜黏膜下挖除术（endoscopic submucosal excavation，ESE）为 ESD 的衍生技术，由于胃肠道间质瘤（GIST）多数起源于固有肌层，在病变周围标记进行黏膜下注射后，按照 ESD 技术切开黏膜下层，逐步向固有肌层剥离黏膜下层，在剥离过程中注意不要损伤固有肌层来源瘤体，充分暴露瘤体，由于瘤体部分来源于固有肌层，因此需将部分固有肌层连同瘤体一起切除，故命名为挖除术，之后将黏膜缺损进行内镜下缝合。此项技术适用于胃内肿瘤，若瘤体较深，或术中出血较多，则可能无法做到将瘤体从固有肌层上挖除，操作可能会转为全层切除术。该项技术的操作注意事项同 EFTR，腹膜炎的预防至关重要。

以上三种技术，无论哪种，均需要术者熟练掌控内镜，减少主动穿孔后的操作时间，同时围术期的治疗，尤其是术后积极胃肠减压、预防性应用抗生素、并发症的监测等尤为重要。

四、病例点评

本例患者为食管黏膜下肿瘤，传统治疗模式为胸外科手术，切除病变所在食管，创伤非常大，而且可能出现吻合口漏、吻合口狭窄等远期并发症。而食管黏膜下肿瘤多数为平滑肌瘤，为良性肿瘤，内镜技术的进步为此类患者带来了福音。采用隧道技术，在远离病变的口侧端开窗，然后建立隧道，在隧道中将病变切除取出，之后再将开窗进行内镜下缝合。做到了既治疗了疾病，又修复了黏膜，保证了黏膜的完整性，极大地降低了术后穿孔及感染的概率。

（撰　写　闫秀娥　北京大学第三医院消化科）

（审　核　黄永辉　北京大学第三医院消化科）

参考文献

[1]周平红，张轶群，姚礼庆.消化道黏膜下肿瘤内镜微创切除新技术的开展及评价[J].中华胃肠外科杂志，2013，16（5）：406-410.

[2]周平红，姚礼庆，秦新裕.内镜黏膜下剥离术治疗20例胃肠道间质瘤[J].中华胃肠外科杂志，2008，11（3）：219-222.

[3]Ikeda K，Mosse CA，Park PO，et al.Endoscopin full-thickness resection：circumferential cutting method[J].Gastrointest Endosc，2006，64（1）：82-89.

[4]Von Renteln D，Schmidt A，Vassiliou MC，et al.Endoscopic full-thickness resection and defect closure in the colon[J].Gastrointest Endosc，2010，71（7）：1267-1273.

[5]Ikeda K，Sumiyama K，Tajiri H，et al.Evaluation of a new multitasking platform for endoscopic full-thickness resection[J].Gastrointest Endosc，2011，73（1）：117-122.

食管术后胃排空障碍G-POEM治疗

一、病历摘要

（一）基本信息

患者男性，73岁。

主诉： 体检发现食管病变2周。

现病史： 患者2周前常规体检筛查胃镜发现"食管距门齿32cm Ⅱa＋Ⅱc样病变，周边及底面结节不平，与周围边界不清晰，覆少量苔"，病理考虑"食管癌"，无吞咽困难、嗳气，无反酸、烧心、胸骨后不适，发病以来食欲、睡眠好，二便正常，体重无明显变化。

既往史： 否认高血压、冠心病史，余无特殊。

个人史： 无特殊。

家族史： 无特殊。

（二）体格检查

体温36.5℃，脉搏64次/分，呼吸16次/分，血压130/75mmHg。一般情况可，结膜、甲床无苍白。双肺呼吸音清，未闻及干湿啰音。心界不大，心律齐，各瓣膜听诊区未闻及杂音。腹平坦，未见腹壁静脉曲张，腹软，无压痛、反跳痛及肌紧张，肝脾未触及，未及包块。Murphy征阴性，麦氏点无压痛，肝肾区无叩痛，移动性浊音阴性，肠鸣音正常，4次/分。双下肢无水肿。

（三）辅助检查

胃镜检查： 食管距门齿32cm Ⅱa＋Ⅱc样病变，周边及底面结节不平，与周围边界不清晰，覆少量苔；余食管、胃、十二指肠未见异常。印象：食管癌（病例4图1）?

病理： 基底细胞样鳞癌，肿瘤细胞CK混（＋），CK5&6（＋），部分细胞P53（＋），CgA（－），Syn（－），Ki-67阳性细胞率约30%（病例4图2）。

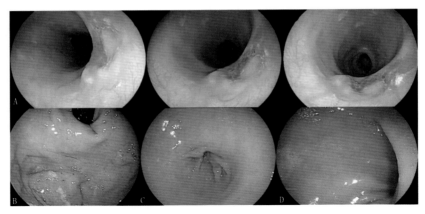

病例4图1　胃镜下表现

A：食管Ⅱa＋Ⅱc样病变，周边及底面结节不平；B：胃底；C：胃窦；D：十二指肠球。

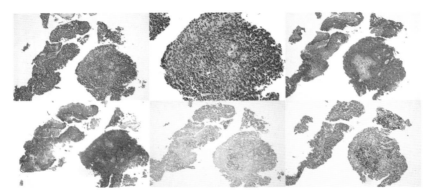

病例4图2　病理组织学

上消化道造影：食管下段局部黏膜结节不平，并可见浅龛影，局部管壁略显僵硬，范围约2.3cm；余食管、胃、十二指肠未见异常（病例4图3）。

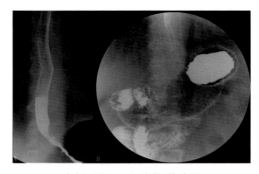

病例4图3　上消化道造影

A：食管下段局部黏膜结节不平，见浅龛影，局部管壁略显僵硬；B：胃排空正常，幽门正常。

胸部增强 CT、血常规、生化、肿瘤标志物（癌胚抗原、神经源烯醇化酶、胃泌素前体释放肽、CA19-9、CA72-4）、肠镜检查都未见异常。

（四）诊断

食管癌。

（五）诊疗经过

结合患者内镜及造影表现，与胸外科、患者及家属充分沟通后，决定行右胸胸腹腔镜联合食管癌切除术，左颈部吻合，术后病理提示"基底细胞样鳞状细胞癌"，与术前病理一致。

术后患者出现嗳气、腹胀，胃内减压引流量大，每天在 600 ~ 800ml，肠鸣音减弱或消失，既往无糖尿病、自身免疫病等基础病，完善电解质检查未见异常，考虑存在胸部食管术后胃排空障碍。经积极禁食水、空肠营养、药物保守等治疗 9 周后效果不佳。患者术前消化道造影幽门及胃排空正常，为明确食管术后胃排空障碍诊断及进一步评估病情严重程度，决定完善口服泛影葡胺造影检查。

上消化道造影（术后 9 周）：胃内张力高，幽门排空慢，延迟观察造影剂无变化。印象：胃排空障碍（病例 4 图 4）。

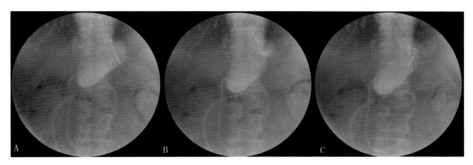

病例4图4 消化道造影

A：胃内张力高；B：幽门排空慢；C：延迟观察造影剂无变化。

结合病史、临床表现及造影结果，患者食管术后胃排空障碍诊断明确。影像学可除外机械性梗阻造成的排空障碍，空肠营养、药物等保守治疗 9 周无改善，考虑需进一步干预。传统治疗以再次开腹手术为主，虽效果相对确切，但创伤极大。鉴于近期已有胃经口内镜下幽门肌切开术（gastric peroral endoscopic myotomy，G-POEM）在术后胃轻瘫中应用的尝试和成功案例，与胸外科、患者及家属商议后决定对患者施行 G-POEM 手术。

G-POEM 手术过程如病例 4 图 5。

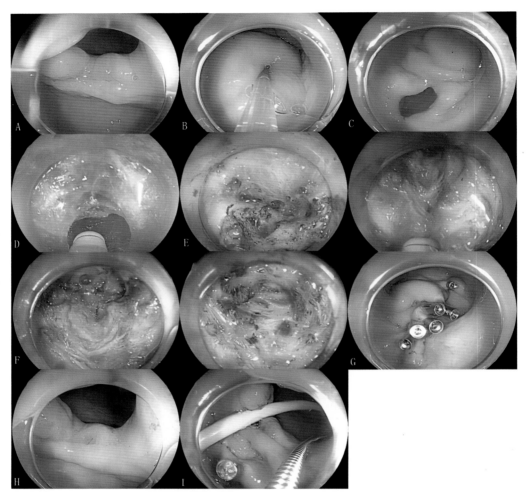

病例4图5　G-POEM手术过程

A：胃窦逆蠕动明显，内镜过幽门略有阻力；B：幽门上方5cm处注射；C：应用切开刀建立1.5～2cm长的黏膜下隧道入口；D：分离隧道内黏膜下层；E：幽门近端2～3cm开始切开幽门内斜肌和环形肌；F：切开肌层直至隧道远端；G：封闭隧道入口；H：切开后幽门明显松弛，内镜顺利通过；I：留置空肠营养管。

术中注意事项：①分离隧道内黏膜下层，当解剖结构不清晰时，可再次注射助于增加黏膜下层与肌层之间的空隙，便于分离；②隧道接近幽门时，尽量贴近肌层侧分离，以免损伤黏膜层；③当在幽门可观察到黏膜变蓝时，隧道继续向远端延伸0.5～1.0cm；④G-POEM操作中的难点是术中如何准确寻找和定位幽门环的位置。传统方案是依据幽门黏膜下蓝染间接显示幽门内斜肌和环形肌位置，有研究显示在幽门9～11点金属夹定位，可更好的判断幽门环位置，定位隧道开口，并缩短G-POEM手术时间。

术后患者恢复良好，未见呕吐、腹痛、发热、血红蛋白下降等并发症征象，并于 1 周后复查消化道造影，评估手术效果及并发症情况。上消化道造影（G-POEM 术后 1 周）：胃内未见潴留，胃排空迅速，未见造影剂外溢，延迟观察无造影剂残留（病例 4 图 6，病例 4 图 7）。

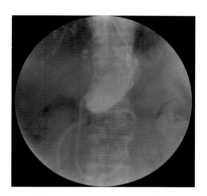

病例4图6　G-POEM术前

胃内张力高，幽门排空慢，延迟观察造影剂无排空。

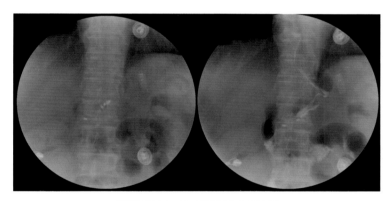

病例4图7　G-POEM术后1周

A：胃内无潴留，幽门迅速排空；B：延迟观察，胃内无造影剂残留。

（六）随访

G-POEM 术后患者逐渐恢复饮食，低白蛋白血症改善（最低时仅 23g/L），体重回升，贫血改善。提示本病例治疗效果确切，G-POEM 迅速缓解食管切除术后动力性幽门梗阻。

二、病例分析

患者老年男性，体检发现食管占位，胃镜病理提示食管癌诊断明确，结合造影、CT 结果，经与胸外科、患者及家属讨论后决定胸外科手术。术后患者出现腹胀、嗳气、胃液引流量大，造影提示胃排空障碍，在除外电解质紊乱、糖尿病、自身免疫病等其他因素后，结合胸外科手术病史，考虑术后动力性幽门梗阻诊断明确。鉴于患者高龄、术后低白蛋白血症、贫血、营养不良，传统营养支持和药物等保守治疗效果不佳，再次外科手术并发症风险高，经与患者及家属讨论后，决定尝试行 G-POEM 手术。经过充分评估、谨慎操作，患者 G-POEM 术后胃排空障碍迅速改善，造影证实幽门梗阻解除，造影剂可迅速排空，患者逐渐恢复饮食，营养不良得到纠正，提示 G-POEM 成功。

三、疾病和相关诊治技术介绍

本病例为 G-POEM 手术应用于食管术后胃排空障碍的患者。

胃轻瘫是指排除了胃流出道器质性梗阻后的胃排空障碍。大部分胃轻瘫可明确病因，即继发性胃轻瘫，包括内分泌疾病、自身免疫病、神经系统疾病等多种基础疾病；特发性；或咽喉、食管、胃大部切除术后引起。

传统胃轻瘫的治疗首先是针对原发病的治疗，调节饮食和静脉营养，进一步的治疗可通过药物、空肠营养、针灸、胃电起搏等措施改善症状，促进胃排空。然而大部分术后胃瘫患者经保守治疗后症状仍无改善，且长期疗效不肯定。部分严重胃轻瘫患者甚至需行全胃切除术以缓解症状。但外科手术创伤大，且手术并发症多，较少用于治疗术后胃瘫。

近年来经口内镜下肌切开术（POEM）成功应用在贲门失弛缓症的治疗中，大量循证医学证据提示其疗效确切，并发症较少，已被广泛采用。在此基础上，近年开始尝试胃经口内镜下幽门肌切开术（gastric peroral endoscopic myotomy，G-POEM）治疗难治性胃轻瘫，如糖尿病胃瘫、胃底折叠术后胃瘫、食管胃切除术后胃瘫和咽喉切除术后胃瘫等。

2013 年，Khashab 教授和其团队最早提出了微创 G-POEM 手术用于胃轻瘫和幽门狭窄的治疗。近期亦有 G-POEM 成功治疗腹腔镜下袖状胃切除术后幽门狭窄的个案报道。其操作过程与经典 POEM 手术相似。操作前准备与其他内镜手术类似，必须应用透明帽和全程二氧化碳气泵，以保持术野清晰。

G-POEM 操作过程：幽门上方 5cm 黏膜下注射肾上腺素美兰盐水，应用切开刀建立 1.5 ~ 2cm 长的隧道入口；分离隧道内黏膜下层，当解剖结构不清晰时，可再次注射助于增加黏膜下层与肌层之间的空隙，便于分离；隧道接近幽门时，尽量贴近肌层侧分离，以免损伤黏膜层；当在幽门可观察到黏膜变蓝时，隧道继续向远端延伸 0.5 ~ 1.0cm；幽门近端 2 ~ 3cm 开始切开幽门内斜肌和环形肌，直至隧道远端；钛夹夹闭隧道入口。G-POEM 操作中的难点是术中如何准确寻找和定位幽门环的位置。传统方案是依据幽门黏膜下蓝染间接显示幽门内斜肌和环形肌位置，有研究显示在幽门 9 ~ 11 点金属夹定位，可更好的判断幽门环位置，定位隧道开口，并缩短 G-POEM 手术时间。

G-POEM 用于难治性胃轻瘫有很多相关报道，均取得了和手术类似的疗效。荟萃分析显示，332 例 G-POEM（11 个研究）与 375 例外科幽门成形术（7 个研究）相比，基于胃轻瘫基本症状指数（gastroparesis cardinal symptom index，GCSI）和 4 小时胃排空实验（gastric emptying study，GES）评估手术效果时，两种手术的临床症状缓解率相似（75.8% vs 77.3%，$P = 0.81$）和（85.1% vs 84.0%，$P = 0.91$），并发症率相似。此外，另一项荟萃分析显示，POEM 操作时间较短（69.7 分钟）、住院时间短（1.96 天）、成功率高（82%）、见效快（与术前相比，术后 5 天 GCSI 即显著下降），可作为难治性胃轻瘫安全、有效的首选治疗方案。

国内有学者报道了 G-POEM 在术后胃轻瘫中的单中心回顾研究，术后胃轻瘫严重程度与发病时间、病程无明显关系。术后 6 个月，G-POEM 可显著降低 GCSI，并显著改善恶心 / 呕吐、餐后饱胀 / 早饱、腹胀等症状（$P < 0.0001$）。此外，术后胃全排空和半排空时间显著减少，提示 G-POEM 对外科术后胃轻瘫也有很好的疗效。但是病例数量有限，且为单中心回顾性研究，尚需进一步多中心、前瞻性对照研究等验证 G-POEM 在术后胃排空障碍中的效果和安全性。

四、病例点评

本例患者食管全切术后出现腹胀、进食障碍等表现，结合病史、泛影葡胺造影等检查，食管术后动力性幽门梗阻诊断明确。经 9 周的保守治疗后，胃排空仍存在障碍，经胸外科与消化科联合讨论决定行 G-POEM 术，术后未发生出血、穿孔、腹膜炎等并发症，患者幽门排空迅速改善，饮食恢复。提示 G-POEM 可作为食管 / 贲门术后胃排空障碍安全、有效的治疗措施。未来需要多中心、长期、随机、对照的临床研究，G-POEM 有可能成为难治性胃瘫（包括食管、胃大部切除术后胃瘫）的首选治疗方式。

（撰　写　王迎春　北京大学第三医院消化科）
（审　核　黄永辉　北京大学第三医院消化科）

参考文献

[1]Khashab MA, Stein E, Clarke JO, et al.Gastric peroral endoscopic myotomy for refractory gastroparesis: first human endoscopic pyloromyotomy (with video) [J]. Gastrointestinal endoscopy, 2013, 78 (5): 764-768.

[2]Farha J, Fayad L, Kadhim A, et al.Gastric Per-Oral Endoscopic Myotomy (G-POEM) for the Treatment of Gastric Stenosis Post-Laparoscopic Sleeve Gastrectomy (LSG) [J].Obesity surgery, 2019, 29 (7): 2350-2354.

[3]Feng Z, Liu ZM, Yuan XL, et al.Peroral endoscopic myotomy for management of gastrointestinal motility disorder[J].World journal of clinical cases, 2020, 8 (11): 2116-2126.

[4]Xue HB, Fan HZ, Meng XM, et al.Fluoroscopy-guided gastric peroral endoscopic pyloromyotomy (G-POEM): a more reliable and efficient method for treatment of refractory gastroparesis[J].Surgical endoscopy, 2017, 31 (11): 4617-4624.

[5]Mohan BP, Chandan S, Jha LK, et al.Clinical efficacy of gastric per-oral endoscopic myotomy (G-POEM) in the treatment of refractory gastroparesis and predictors of outcomes: a systematic review and meta-analysis using surgical pyloroplasty as a comparator group[J].Surgical endoscopy, 2020, 34 (8): 3352-3367.

[6]Aghaie Meybodi M, Qumseya BJ, Shakoor D, et al.Efficacy and feasibility of G-POEM in management of patients with refractory gastroparesis: a systematic review and meta-analysis[J].Endoscopy international open, 2019, 7 (3): 322-329.

[7]Tan J, Shrestha SM, Wei M, et al.Feasibility, safety, and long-term efficacy of gastric peroral endoscopic myotomy (G-POEM) for postsurgical gastroparesis: a single-center and retrospective study of a prospective database[J].Surgical endoscopy, 2021, 35 (7): 3459-3470.

胃淋巴瘤合并早期胃癌

一、病历摘要

（一）基本信息

患者男性，81岁。

主诉： 上腹隐痛5个月。

现病史： 患者5个月前无明显诱因出现上腹隐痛，伴烧心、嗳气，无腹胀，无恶心、呕吐，无呕血、黑便，无体重下降，就诊于我院门诊。行胃镜检查见胃体巨大溃疡，病理为非霍奇金淋巴瘤 弥漫大B细胞淋巴瘤，转至血液科化疗。1个月前复查胃镜见贲门后壁侧1处白色结节，约0.2cm，活检病理为高分化管状腺癌，为行进一步诊治入院。患者自发病以来，精神、饮食、睡眠尚可，大小便正常，体重无明显减轻。

既往史： 非霍奇金淋巴瘤 弥漫大B细胞淋巴瘤4个月余，规律R-CHOP方案治疗（美罗华＋环磷酰胺＋长春地辛＋多柔比星＋甲强龙）；否认肝炎、结核、疟疾病史，否认高血压、心脏病史，否认糖尿病、脑血管疾病、精神疾病史，否认手术、外伤、输血史，否认食物、药物过敏史，预防接种史不详。

个人史： 生于外省，久居本地，无疫区、疫情、疫水接触史，无牧区、矿山、高氟区、低碘区居住史，无化学性物质、放射性物质、有毒物质接触史，无吸毒史，无吸烟、饮酒史。

家族史： 姐姐故于白血病，否认其他家族性遗传病史。

（二）体格检查

生命体征平稳，神志清楚，心肺查体无异常，腹部平坦，无腹壁静脉曲张，腹部柔软，无压痛、反跳痛，腹部无包块。肝脏未触及，脾脏未触及，Murphy氏征阴性，无移动性浊音。肠鸣音正常，4次/分。双下肢不肿。

（三）辅助检查

2019年4月15日电子胃镜检查：胃体自体上部偏后壁至移行部大弯侧见一巨大溃疡，覆厚黄白苔，周边黏膜结节样不平、隆起，活检质硬。镜下诊断：胃体巨大溃疡性质待定—癌？（病例5图1）。

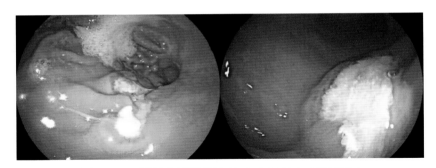

病例5图1　胃镜见胃体巨大溃疡（2019年4月15日）

2019 年 4 月 22 日胃镜病理："溃疡周边"弥漫性大 B 细胞淋巴瘤 WS-。

2019 年 7 月 15 日电子胃镜检查：贲门后壁侧 1 处白色结节，约 0.2cm，活检质软，易出血，镜身压迫和反复冲洗后观察出血止；胃体中下部前壁、后壁、大弯侧至移行部见多发白色瘢痕。镜下诊断：胃淋巴瘤治疗后改变；贲门白色结节性质待定（病例 5 图 2）。

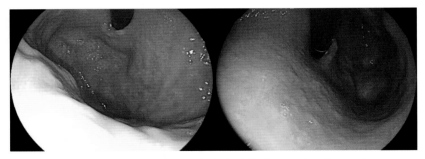

病例5图2　胃镜见贲门下方白色结节（2019年7月15日）

2019 年 7 月 22 日胃镜病理："贲门口后壁侧白色结节"高分化管状腺癌 WS-。

（四）诊断

贲门早癌；

非霍奇金淋巴瘤 弥漫大 B 细胞淋巴瘤。

（五）诊疗经过

患者入院后完善相关检查，排除手术禁忌后于 2019 年 8 月 15 日行放大胃镜检查＋内镜下胃黏膜下剥离术（ESD）。

放大胃镜见贲门下方偏后壁一处Ⅱa＋Ⅱc样病变，直径约 0.6cm，黏膜粗糙不平，局部有自发出血，联动成像技术（LCI）观察见病变局部发红，边界不清晰（DL-），蓝激光放大观察见局部细微结构紊乱，中央微结构消失，血管稍不规则迂曲，（IMSP＋）（IMVP＋）。镜下诊断：贲门早癌（病例 5 图 3）。

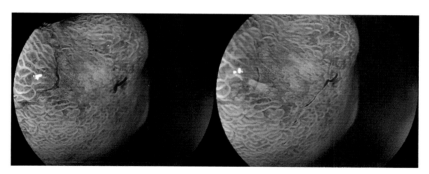

病例5图3　胃镜见贲门下方偏后壁Ⅱa＋Ⅱc样病变

（DL-IMSP＋IMVP＋）（2019年8月15日）

经内镜胃黏膜剥离术（ESD 术）手术过程：全身麻醉下进镜，胃贲门下方偏后壁见一处直径约 0.6cm 的Ⅱc 型病变，黏膜粗糙不平，局部有自发出血，应用氩离子凝固术（APC）于病变四周进行标记，分点注射 0.005% 肾上腺素＋美兰溶液，局部黏膜抬起，蓝染，交换使用 IT 刀及 Dual 刀从病变肛侧及口侧切开至黏膜下层，继续黏膜下层剥离，至完整切除病变。创面可见少许渗血，创面大小约 2cm×3cm，用 APC 及热活检钳电凝止血，贲门下方可见黏膜撕裂，和谐夹止血处理创面并封闭撕裂，创面未见明显活动性出血，退镜。异物钳取出标本送检。镜下诊断：贲门早癌；经内镜胃黏膜剥离术；经内镜止血处置术（电凝止血＋和谐夹止血）（病例5 图 4）。

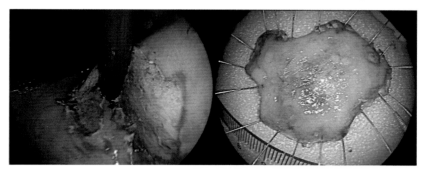

病例5图4　早期贲门癌ESD手术（2019年8月15日）

术后患者无腹痛、腹胀等不适，无术后出血、穿孔、感染等并发症，病情平稳后出院。

术后 8 天，ESD 病理结果：（ESD 标本体积约 36mm×30mm×1mm）贲门下Ⅱb型早期胃癌，黏膜内癌，高分化管状腺癌，光镜下癌组织范围约为 4mm×10mm，癌组织距标本水平侧切缘最近约 6mm。免疫组化结果示：癌细胞 CK 混（＋），P53

部分（+），CDX2 灶状（+），癌胚抗原少部分（+），MUC5AC 部分（+），MUC6 部分（+），HER2（0），Ki-67 阳性细胞率最高 40%，CD34 及 D2-40 免疫标记未见明确脉管内癌栓，Desmin 免疫标记示黏膜肌层完整。背景黏膜呈慢性萎缩性胃炎（重度活动）伴肠化，免疫组化结果 HP（+）（病例 5 图 5）。

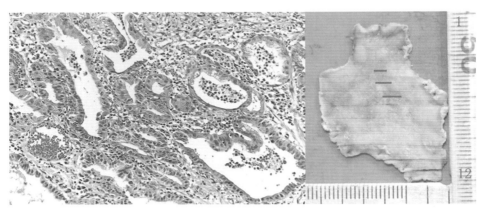

病例5图5　ESD术后病理及复原标本（红色标记为癌组织所在区域）

（六）随访

患者出院后继续转至血液科进行淋巴瘤化疗，住院期间行 Hp 根除治疗，2019 年 11 月 7 日复查胃镜见贲门下方白色瘢痕形成，活检病理为慢性炎症伴肠化生 WS-（病例 5 图 6）。

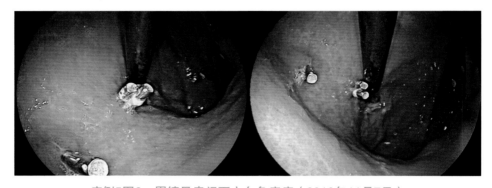

病例5图6　胃镜见贲门下方白色瘢痕（2019年11月7日）

二、病例分析

患者老年男性，慢性病程，既往胃淋巴瘤病史，临床表现为间断上腹隐痛，在化疗期间复查胃镜见贲门后壁侧一处白色结节，活检病理为高分化管状腺癌；腹部 CT 未见胃壁增厚和淋巴结增大表现，因此早期贲门癌的诊断成立。鉴别诊断方面需考虑：①消化性溃疡：常见于中青年，典型症状为慢性、周期性、节律性的上腹痛，胃溃疡在内镜下多为类圆形，边缘清晰，底覆白苔，周围黏膜柔软，组织病理学无恶性表现，该患者的贲门处病变病理为高分化管状腺癌，与之不符；②胃淋巴瘤：临床表现多为非特异性，内镜下形态多样，患者既往有淋巴瘤病史，规律化疗中，该患者的贲门处病变病理为高分化管状腺癌，考虑为胃淋巴瘤合并早期胃癌；③胃息肉：多为良性，无明显临床症状，内镜下表现可呈丘状、半球形或带蒂指状，边界较清，依靠活检组织病理学检查可与恶性疾病进行鉴别。该患者与之不符。

患者胃淋巴瘤合并早期胃癌诊断明确，血液科会诊后建议先处理早期胃癌，之后继续淋巴瘤化疗。关于早期胃癌的治疗方案包括：内镜下治疗、外科手术及随访观察。内镜下治疗的优势在于创伤小、恢复快、风险低，主要的术式为内镜下黏膜剥离术（ESD）及相关拓展术式（如隧道法 ESD、口袋法 ESD 等），虽然有术后出血、穿孔、感染等并发症风险及追加二次手术的可能，但是内镜技术的不断发展（如放大内镜、内镜器械的研发等）进一步确保了内镜下治疗的效果及安全性。在适应证范围内，内镜微创手术是消化道早癌的一线治疗方案。

三、疾病和相关诊治技术介绍

胃肠道是非霍奇金淋巴瘤最常见的淋巴结外受累部位。原发性胃淋巴瘤是原发于胃、起源于黏膜下层淋巴组织的恶性肿瘤，是胃癌之外胃内发病率最高的恶性肿瘤性疾病，多见于 40 ~ 60 岁的男性。

临床表现缺乏特异性，早期症状不明显，最常见的是腹痛、食欲缺乏或体重下降，少部分以消化道出血、穿孔和幽门梗阻为首发症状。内镜下的形态各异，常见的表现有多发结节状隆起或肿块；单发或多发不规则或地图样溃疡；异常粗大的黏膜皱襞。内镜表现也无特异性，难以与胃溃疡和胃癌区分。确诊需依赖于活检，由于淋巴瘤病变常位于黏膜下层，应适当深度、多部位取材或者深凿活检，提高阳性率。病理组织学多数是 B 细胞淋巴瘤，如黏膜相关淋巴组织淋巴瘤（MALT）、弥漫性大 B 细胞淋巴瘤，部分 MALT 可转化为弥漫性大 B 细胞淋巴瘤。少见的类型有套细胞淋巴瘤、滤泡性淋巴瘤等。

原发性胃肠道淋巴瘤的诊断多沿用 Dawson 提出的诊断标准：①无病理性浅表淋巴结肿大；②无纵隔淋巴结肿大；③外周血白细胞计数及分类正常；④在手术时证实病变原发于胃肠道，可有引流区域的淋巴结受累或周围脏器直接受侵犯；⑤肝脾正常。在临床中还需要结合骨髓穿刺活检、腹部增强 CT、PET-CT 等检查除外胃肠道外的淋巴瘤。

相关研究发现胃 MALT 淋巴瘤患者发生胃癌的风险比普通人群增加6倍，尤其见于女性，但发生机制不明确，背景黏膜的萎缩和肠化生可能是胃 MALT 淋巴瘤发生胃癌风险增加的因素之一，淋巴瘤的化疗可能也与之相关。有少量文献报道胃淋巴瘤和胃腺癌同时性或异时性发生，多见于胃 MALT 淋巴瘤，多于外科手术之后确诊。

治疗方面包括化疗、放疗和手术的综合处理，依据临床个体情况和淋巴瘤分型而异。Hp 阳性的 MALT 的一线治疗是根除 Hp，多数病例无需追加后续化疗或放疗，尤其是病变局限于黏膜层和黏膜下层者。原发性胃淋巴瘤的预后与肿瘤大小、侵犯范围、肿瘤组织类型和治疗方式等多种因素有关。

四、病例点评

胃淋巴瘤合并早期胃癌在临床中罕见，目前并无相应的标准治疗方案，若淋巴瘤控制稳定，应尽早内镜下手术处理早期癌变，以期改善疾病预后。

（撰　写　刘文正　北京大学第三医院消化科）
（审　核　黄永辉　北京大学第三医院消化科）

参考文献

[1]Bautista-Quach MA，Ake CD，Chen M，et al.Gastrointestinal lymphomas：Morphology，immunophenotype and molecular features[J].Journal of Gastrointestinal Oncology，2012，3（3）：209-225.

[2]Dawson PJ，Harrison CV.A clinicopathological study of benign Hodgkin's disease[J].J Clin Pathol，1961，14（3）：219-231.

[3]Capelle LG，Vries ACD，Looman CWN，et al.Gastric MALT lymphoma：Epidemiology and high adenocarcinoma risk in a nation-wide study[J].European Journal of Cancer，2008，44（16）：2470-2476.

[4]Amiot A，Jooste V，Gagniere C，et al.Second primary malignancies in patients treated for gastric mucosa-associated lymphoid tissue lymphoma[J].Leuk Lymphoma，2017，58（9）：1-11.

[5]Hamaloglu E，Topaloglu S，Ozdemir A，et al.Synchronous and metachronous occurrence of gastric adenocarcinoma and gastric lymphoma：A review of the literature[J].World Journal of Gastroenterology，2006，12（22）：3564-3574.

胃黏膜下肿瘤内镜下全层切除术（EFTR）并内镜下缝合术

一、病历摘要

（一）基本信息

患者男性，40 岁。

主诉： 发现胃体黏膜下隆起 17 天。

现病史： 入院前 17 天患者体检行胃镜检查，发现胃体中部大弯侧见一黏膜下隆起，大小约 1.2cm，表面黏膜光滑，色同周围，触之软，可疑滑动。胃体黏膜下隆起、结肠息肉诊断明确。患者平素无反酸、嗳气、烧心、腹痛、腹泻、便秘等不良症状。现为进一步诊治收入院。患者自发病来，精神好，饮食好，睡眠好，小便无异常，体重无明显变化。

既往史： 无特殊。

个人史： 无特殊。

家族史： 无特殊。

（二）体格检查

生命体征平稳，呼吸规整，双肺呼吸音清晰，无胸膜摩擦音。心前区无隆起，心尖冲动正常，心浊音界正常，心率 80 次 / 分，律齐，各瓣膜听诊区未闻及杂音，无心包摩擦音。腹平坦，无腹壁静脉曲张，腹部柔软，无压痛、反跳痛，腹部无包块。肝脏未触及，脾脏未触及，Murphy 氏征阴性，肾脏无叩击痛，无移动性浊音。肠鸣音正常，4 次 / 分。

（三）辅助检查

2022 年 3 月 31 日 10：28 消化无痛胃镜检查：诊断印象：食管 S-CJ 40cm，黏膜光滑，血管网清晰，齿状线规整，贲门口不松弛。贲门下方小弯侧见一山田 I 型息肉，大小约 0.3cm，活检钳净。胃底正常，黏液池清，胃体花斑，胃壁蠕动好，胃腔扩张性好，胃体中部大弯侧见一黏膜下隆起，大小约 1.2cm，表面黏膜光滑，色同周围，触之软，可疑滑动。角切迹光整，胃窦花斑，幽门正常。十二指肠球及降部未见异常。

（四）诊断

胃黏膜下肿瘤。

（五）诊疗经过

患者胃体黏膜下隆起，拟行内镜下治疗。行全身麻醉下胃超声内镜＋经内镜胃壁全层切除术（EFTR）。2022年4月19日超声内镜诊断印象：超声内镜进镜，于胃体中部大弯侧见一黏膜下隆起，大小约1.2cm，表面黏膜光滑，超声探查示病变起源于固有肌层（病例6图1），向两侧生长，呈类圆形均匀低回声，最大径约1.4cm。于隆起边缘注射0.005%肾上腺素＋美兰盐水，圈套器切开病变边缘，逐渐剥离黏膜下层，暴露病变，来源于固有肌层，继续逐步剥离至圈套器套扎完整切除病变，异物钳取出标本送病理。操作过程中主动穿孔突破浆膜层，APC、热活检钳处理创面显露血管及渗血处，创面大小约3.0cm×2.5cm，和谐夹21枚及尼龙圈完全封闭创面（病例6图2）。吸气后退镜。患者术中生命体征平稳，操作过程顺利。诊断结论：胃体SMT经内镜胃壁全层切除术（EFTR）、经内镜止血处置术、经内镜穿孔修补术。

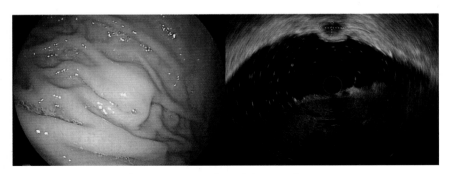

病例6图1　EUS提示起源于固有肌层

术后患者诉上腹疼痛，伴有发热，复查血常规白细胞及中性粒细胞升高，考虑与术中主动穿孔有关，给予患者禁食禁水、胃肠减压、补液抑酸治疗，予泰能（注射用亚胺培南西司他丁钠）抗感染治疗5天后，患者自诉上腹痛症状缓解，逐步降级抗生素，后患者逐步恢复饮食，体温正常5天后停用抗生素。出院行PPI口服。

2022年5月12日17：14消化病理诊断印象：大体所见：送检组织体积约17mm×12mm×17mm，灰黑质硬，黏膜下层可见直径约11mm肿物，切片灰白质密。病理诊断：胃SMT：（EFTR标本体积约17mm×12mm×17mm，连切5块）神经鞘瘤，光镜下肿瘤组织最长径约9mm，免疫组化结果示：肿瘤细胞Vimentin（＋），DOG-1（－），CD117（－），CD34（－），S-100（＋），SOX-10（＋），SMA（－），

四、病例点评

　　该患者为起源于固有肌层胃黏膜下肿瘤，传统治疗方式为外科楔形切除术。本例采用了内镜下主动穿孔后，行病变部位的全层切除术。由于肿瘤起源于固有肌层，若要做到完整切除肿瘤，则需要行肿瘤挖除术或全层切除术。若为固有肌层浅层，则可尝试内镜下挖除术，但该例患者非固有肌层浅层，因此采用全层切除术。术后再应用内镜缝合技术，将缺损的胃壁进行内镜缝合，实现了胃壁完整性的修复。

（撰　写　闫秀娥　北京大学第三医院消化科）
（审　核　黄永辉　北京大学第三医院消化科）

参考文献

[1]Liu Sha，Zhou Xinxin，Yao Yongxing，et al.Resection of the gastric submucosal tumor（G-SMT）originating from the muscularis propria layer：comparison of efficacy，patients' tolerability，and clinical outcomes between endoscopic full-thickness resection and surgical resection[J].Surgical Endoscopy，2020，34（9）：4053-4064.

[2]Huang LY，Cui J，Lin SJ，et al.Endoscopic full-thickness resection for gastric submucosal tumors arising from the muscularis propria layer.World J Gastroenterol，2014，20（38）：13981-13986.

胃纤维瘤全层切除术（Notes）

一、病历摘要

（一）基本信息

患者男性，42岁。

主诉： 发现胃黏膜下肿物1周。

现病史： 患者1周前因体检于我院门诊行胃镜检查提示：胃底可见一处黏膜隆起，约1.2cm，表面黏膜光滑，色同周围，触之较硬，无明显滑动感。患者无腹痛、腹胀，无恶心、呕吐，无呕血、黑便，无反酸、烧心，无发热，无食欲缺乏、乏力、消瘦，此次为进一步行内镜下治疗入院。患者自发病以来，精神、饮食、睡眠尚可，大小便尚可，体重无明显变化。

既往史： 2型糖尿病病史3年，平素应用"门冬胰岛素30注射液30U早、晚餐前皮下注射"治疗，血糖控制在空腹5.5mmol/L左右、餐后8~9mmol/L；否认肝炎、结核、疟疾病史，否认高血压、心脏病史，否认脑血管疾病、精神疾病史，否认手术、外伤、输血史，否认食物、药物过敏史，预防接种史不详。

个人史： 生于北京市，久居本地，无疫区、疫情、疫水接触史，无牧区、矿山、高氟区、低碘区居住史无化学性物质、放射性物质、有毒物质接触史，无吸毒史。否认饮酒史。吸烟史20年，20支/天，近2年吸电子烟。

家族史： 否认家族性遗传病史。

（二）体格检查

生命体征平稳，神志清楚。心肺查体无异常。腹软，无压痛、反跳痛及肌紧张，腹部无包块，肝脾肋下未及，肠鸣音正常，4次/分。双下肢无水肿。

（三）辅助检查

2022年2月7日我院胃镜：胃底可见一处黏膜隆起，约1.2cm，表面黏膜光滑，色同周围，触之较硬，无明显滑动感（病例7图1）。

2022年2月10日我院病理：窦小弯：中度慢浅炎（轻度活动），灶性淋巴细胞浸润，WS+；体大红斑：轻度慢浅炎（轻度活动），WS++。

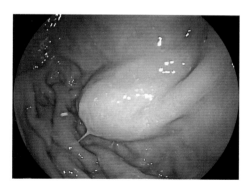

病例7图1　2022年2月7日胃镜提示胃底隆起

（四）诊断

胃黏膜下肿物；

幽门螺杆菌感染；

2 型糖尿病。

（五）诊疗经过

患者入院后于 2022 年 2 月 14 日行腹部增强 CT 见胃大弯近贲门处见软组织影，病变腔内外生长，内可见结节状高密度影，大小约 1.7cm × 1.7cm × 2.6cm，增强不均匀轻度强化，周围脂肪间隙清晰（病例 7 图 2）。影像诊断；胃部占位 – 间质瘤？

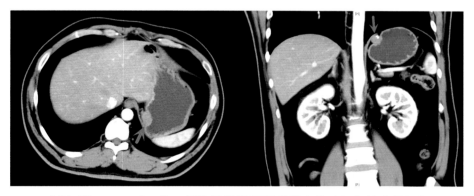

病例7图2　2022年2月14日腹部增强CT示胃部占位（红色箭头所示）

于 2022 年 2 月 15 日行超声内镜检查见隆起来源于第四层，主体位于固有肌深层，呈低回声，回声尚均匀，截面积约 26.4mm × 18.4mm（病例 7 图 3）。多普勒探查未见血流信号。诊断结论：胃底黏膜下肿物、起源于固有肌层、GIST ？

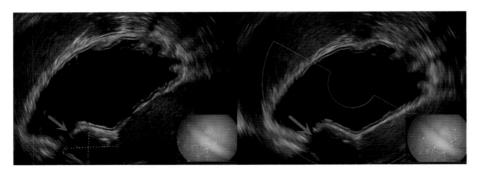

病例7图3　2022年2月15日超声内镜胃底黏膜下肿物（红色箭头所示）

　　结合患者胃镜和超声内镜及影像学检查结果，考虑胃底黏膜下肿物诊断明确、起源于固有肌层，有进一步手术治疗指征。但是患者及家属对于内镜手术的意愿较为强烈，经术前讨论后可行内镜下治疗，但是病变位置较深、手术难度高，在患者及家属充分知情同意后于2022年2月15日行气管插管，全身麻醉后经内镜黏膜下肿瘤全层切除术（EFTR），手术过程：全身麻醉下进镜，胃底穹隆部见一处黏膜隆起，约1.8cm，应用Dual刀标记周边后，黏膜下注射0.005%肾上腺素美兰盐水，圈套器划开一侧，使用NANO刀逐步往黏膜下剥离，逐步暴露瘤体，在剥离过程中主动穿孔至腹膜腔，瘤体与腹腔周围结构粘连较明显，镜身主动进入腹腔沿瘤体边缘仔细剥离瘤体，剥离过程中瘤体一侧出现活动性搏动性大量出血，影响视野观察，换用双腔镜，使用网篮和圈套器清除胃内积血和血凝块后应用止血钳及APC反复止血，出血停止后观察瘤体倒垂入浆膜侧，期间请普外科备台，拟准备腹腔镜－胃镜双镜联合手术，继续应用双腔镜使用异物钳夹住瘤体与胃壁仍相连的一侧，将瘤体整体带入胃腔，然后使用圈套器将瘤体完整切除，未行双镜联合手术，异物钳和网篮取出瘤体，观察瘤体包膜尚完整，部分有烧灼后痕迹，穿孔创面大小约3.0cm，使用14枚和谐夹和尼龙绳将穿孔创面进行荷包缝合，将创面完全封闭（病例7图4）。术中应用注射器腹腔内气体放出，术中生命体征平稳。内镜辅助下置入胃管，深度约55cm。诊断结论：胃底黏膜下肿物，经内镜黏膜下肿瘤全层切除术（EFTR），经内镜止血处置术，经内镜创面封闭术。

　　术后嘱患者卧床休息、避免剧烈活动，给予患者禁食水、补液、胃肠减压、PPI持续静脉泵入抑酸、善宁（醋酸奥曲肽注射液）持续静脉泵入预防出血、泰能（注射用亚胺培南西司他丁钠）＋甲硝唑氯化钠注射液预防腹腔感染治疗，同时给予完善腹腔积液超声检查评估腹腔积液积血量、必要时行腹腔穿刺引流治疗，避免积血机化、粘连，粘连性肠梗阻等可能。术后当日行腹腔积液超声检查提示：腹盆腔未见明显游离积液。患者术后第1天最高体温38.6℃，查血常规：白细胞

$11.91 \times 10^9/L$、中性粒细胞百分比 77.9%、中性粒细胞绝对值 $9.27 \times 10^9/L$，降钙素原 0.7ng/ml，考虑腹腔感染，继续泰能（注射用亚胺培南西司他丁钠）＋甲硝唑氯化钠注射液抗感染治疗，术后第 3 天体温降至正常，血常规及降钙素原均下降，术后第 7 天恢复流质饮食，未诉特殊不适，逐渐恢复至半流质饮食后出院。

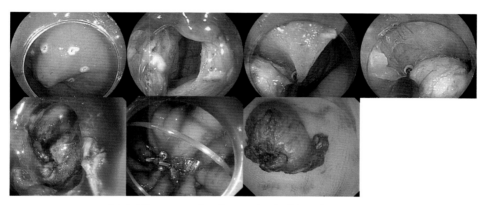

病例7图4　2022年2月15日切除过程及切除后标本

2022 年 2 月 23 日病理回报：病变符合钙化性纤维性肿瘤，免疫组化结果示：Desmin（－），余免疫标记 DOG-1、CD117、CD34、S-100 染色不良，特殊染色 Masson 三色染色呈蓝色（胶原纤维），被覆黏膜呈慢性炎，小灶性淋巴细胞浸润。

（六）随访

患者出院 1 个月后恢复至正常饮食，PPI 口服 3 个月，未诉腹部不适，恢复正常生活。

二、病例分析

患者中年男性，隐匿起病，胃镜、腹部增强 CT 及超声内镜均提示胃底黏膜下肿物、GIST 可能，此次为进一步切除该病变入院。

患者胃底黏膜下肿物不除外间质瘤可能且病变小于 5cm，腹部增强 CT 提示无淋巴结及远处转移，而外科手术创伤大、恢复慢，且术后影响患者生活质量，患者拒绝外科手术治疗，选择微创内镜手术治疗。目前内镜下胃全层切除术（EFTR）是对传统 NOTES 的新发展、新延伸，具备创伤小、恢复快、痛苦少、体表无创口，且能最大限度的保留器官功能的完整性等诸多优势。虽然该患者在 EFTR 术中出现活动性出血且瘤体倒垂入腹腔，但是在经过充分止血和双腔镜＋异物钳辅助下将瘤体顺利切除，术后恢复良好，取得了较理想的治疗效果。

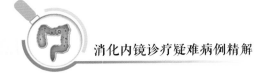

三、疾病和相关诊治技术介绍

经自然腔道内镜手术（natural orifice transluminal endoscopic surgery，NOTES）是指内镜经过食管、胃、直肠或者阴道等人体自然腔道进入胸腔或腹腔内进行诊断和治疗的手术。自 2004 年迄今已有十余年历史。该手术方式皮肤无瘢痕、不影响美容美观，具备创伤小、痛苦少、手术路径短、操作方便、手术时间短等优势，而且避免了传统手术的皮肤感染。

NOTES 的本质是使用内镜技术建立最短的通路进行手术，而不必拘泥于经哪种自然腔道或胸腹腔路径，因此只要符合这两条最根本的条件均可归为 NOTES 范畴。这与传统 NOTES 有了较大区别，近年来随着内镜操作技术的飞速发展，出现了很多新的术式和应用—即新的广义的 NOTES。按照手术部位及操作空间不同分为三大类 NOTES：①黏膜腔内手术：即内镜在消化道管腔内完成的腔内/黏膜病变手术，如消化道息肉内镜黏膜切除术（EMR）、消化道早癌内镜黏膜下剥离术（ESD）、食管胃底静脉曲张破裂出血硬化/套扎术、消化道出血止血术、消化道异物取出术、消化道管腔良/恶性狭窄支架植入术及狭窄切开松解术、食管–气管瘘支架植入术、肠镜下急慢性阑尾炎支架引流术等；②黏膜下腔（隧道）内手术：即内镜经黏膜下隧道完成黏膜下层/固有肌层病变切除术，如经口内镜下肌切开术（POEM）、内镜经黏膜下隧道切除术（STER）、经口幽门肌切开术（POP）等；③浆膜腔外手术：以传统 NOTES 为主，如 EFTR、经胃重症胰腺炎包裹性坏死/脓肿清创术、经胃肝囊肿开窗术、超声内镜引导下腹腔脏器或病变细针抽吸或活检术（EUS–FNA/B）、超声内镜引导下胆囊造瘘保胆取石术、超声内镜引导下胃–空肠造瘘术（支架或切开缝合）、经结肠阑尾切除术。另外，传统的经内镜逆行胰胆管造影术（ERCP）也可以归为此类手术。

四、病例点评

传统外科手术在给人们解除病痛的同时也切除了机体的器官，随之带来了一定程度的缺损和创伤，微创的治疗理念已经深入人心。NOTES 手术对机体内环境干扰较小，使人们认识到对于内脏手术不一定要在体表留有瘢痕，不一定要在体表入路。随着技术的发展、推广和普及，新 NOTES 将会带来一种全新的超级微创治疗模式。

（撰　写　刘文正　北京大学第三医院消化科）

（审　核　黄永辉　北京大学第三医院消化科）

参考文献

[1]中华医学会消化内镜学分会消化内镜隧道技术协作组，中国医师协会内镜医师分会，北京医学会消化内镜学分会.中国胃肠间质瘤内镜下诊治专家共识意见（2020，北京）[J].中华胃肠内镜电子杂志，2020，7（4）：176–185.

[2]Kalloo AN，Singh VK，Jagannath SB，et al.Flexible transgastric peritoneoscopy：a novel approach to diagnostic and therapentic interventions in the peritoneal cavity[J].Gastrointest Endose，2004，60（1）：114–117.

[3]李闻.NOTES带来了什么：内镜外科学[J].中华消化内镜杂志，2018，35（12）：865–870.

十二指肠降部壁内憩室伴出血

一、病历摘要

（一）基本信息

患者男性，73岁。

主诉： 间断黑便伴晕厥3年余。

现病史： 患者3年余前无明显诱因出现黑便，量大（具体不详）伴头晕、心悸、黑矇及一过性意识丧失，无呕血、腹痛等不适，保守治疗后好转，未进一步诊治。2年前、1年前分别有类似发作，保守治疗好转。5个月前再发黑便3次，200ml/次，伴呕血约100ml，无心悸、黑矇及意识丧失，查血尿素氮升高，血红蛋白下降，于我院胃镜检查提示"十二指肠降部溃疡，降部隆起，憩室内翻？"，经金属夹夹闭、抑酸、补液等治疗后好转。2个月前复查胃镜发现十二指肠球降交界狭窄、溃疡，上消化道造影提示十二指肠壁内型憩室，遂为进一步诊治入院。发病以来精神、睡眠可，大便如前所述，小便正常。

既往史： 高血压20年，控制可。3年前因急性心肌梗死经皮冠状动脉介入术（PCI）支架治疗，规律阿司匹林、波立维（硫酸氢氯吡格雷片）口服，因反复出血现已停药。陈旧脑梗死3年，糖尿病2年。否认肝炎、结核病史，否认精神疾病史，3年来先后2次因消化道出血共输红细胞2300ml，血浆400ml，否认手术外伤史，否认食物药物过敏史。

个人史： 无特殊。

家族史： 无特殊。

（二）体格检查

体温36.8℃，脉搏52次/分，呼吸17次/分，血压150/78mmHg。一般情况尚可，结膜、甲床无苍白。右肺呼吸音略减低，未闻及干湿啰音。心界不大，心律齐，各瓣膜听诊区未闻及杂音。腹平坦，未见腹壁静脉曲张，腹软，无压痛、反跳痛及肌紧张，肝脾未触及，未及包块。Murphy征阴性，麦氏点无压痛，肝肾区无叩痛，移动性浊音阴性，肠鸣音正常，4次/分。双下肢无水肿。

（三）辅助检查

2020 年 2 月 28 日胃镜：食管、胃、十二指肠球大致正常，黏膜池褐色浑浊，十二指肠降部肠管略显扩张，见一半球形隆起，直径约 2cm，表面黏膜同周围，触之软，可随呕吐及肠道蠕动翻入到十二指肠内或十二指肠远端。隆起消失后，病变根部可见不规则溃疡，约 1/2 环周，底平坦，局部基底发红，未见活动出血（病例8 图 1）。印象：十二指肠降部溃疡性质待定，十二指肠降部隆起——憩室内翻？

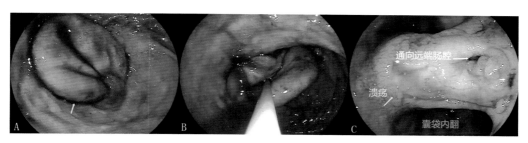

病例8图1　胃镜检查

A：十二指肠降部囊袋样结构；B：触之可翻入肠腔远端；C：十二指肠降部囊袋根部溃疡。

2020 年 3 月 2 日第二次胃镜（止血）：食管、胃、十二指肠球大致正常，球降可见暗红色液体，球降交界管腔明显狭窄，所见囊袋如前，囊袋根部可见不规则溃疡，约 1/2 环周，其上见一隆起血管断端约 0.3mm，放置 2 枚金属夹夹闭（病例 8 图 2）。印象：十二指肠降部溃疡伴出血，Forrest Ⅱ a 级，十二指肠球降交界狭窄，十二指肠憩室？

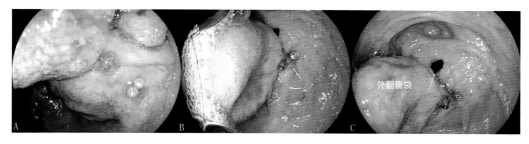

病例8图2　胃镜下止血

A：溃疡上血管断端；B：金属夹夹闭血管断端；C：球降交界肠腔狭窄。

2020 年 6 月 7 日第三次胃镜（常规复查）：胃腔内见大量食物残渣及潴留，球降交界狭窄伴环周溃疡形成，溃疡旁似可见憩室样小开口，随蠕动见黏膜内翻，内镜可通过狭窄处进入降部，远端无异常（病例 8 图 3）。印象：十二指肠球降交界狭窄伴溃疡形成，十二指肠憩室？

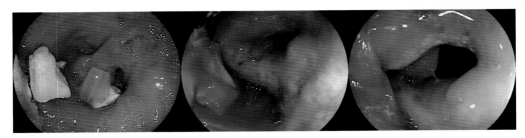

病例8图3　第三次胃镜检查

球降交界狭窄伴溃疡形成，憩室开口显示不清。

　　2020年6月16日上消化道造影：十二指肠球无变形，降部腔内见一大小约9.5cm×3.0cm囊状影，柔软，随肠蠕动可见变形，其内可见较多食物残渣，未见龛影，各段管壁柔软，黏膜皱襞规则无破坏（病例8图4）。印象：十二指肠壁内型憩室（病例8图5）。

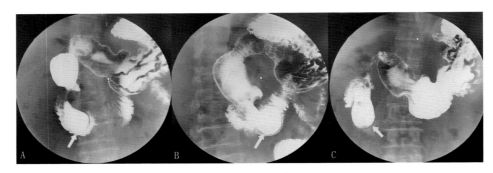

病例8图4　上消化道造影

A：降部囊袋影，"晕征"；B：随蠕动变形；C：内可充盈钡剂。

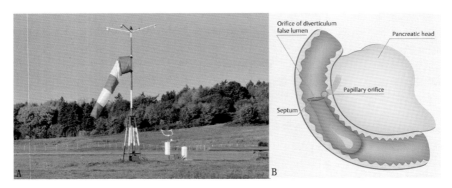

病例8图5　十二指肠壁内型憩室

A："风向袋"征，憩室随着肠壁蠕动或内镜送气形状不停改变；B：壁内憩室示意图。

2020 年 2 月腹部 CT：十二指肠肠壁增厚（病例 8 图 6）。余腹部大致正常。

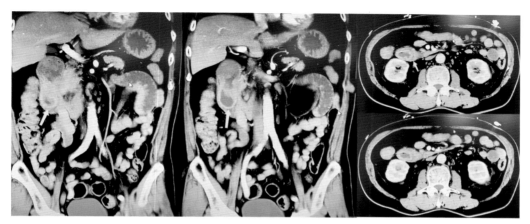

病例8图6　腹部CT（增强）

实验室检查：血常规、肝肾功能、凝血功能、肿瘤标志物、便常规＋大便潜血试验等常规入院筛查均未见异常。

（四）诊断

十二指肠壁内憩室伴出血；

十二指肠球降交界狭窄伴溃疡。

（五）诊疗经过

结合内镜及上消化道造影结果，十二指肠壁内憩室诊断明确。现憩室腔巨大，已压迫十二指肠肠腔导致十二指肠梗阻，且既往多次不明原因消化道出血病史，结合现憩室旁溃疡表现，考虑与憩室相关可能性大。结合憩室内易存积食物残渣引发憩室炎甚至穿孔等风险，决定对十二指肠壁内憩室进行干预。治疗方式有：①内镜治疗：由憩室开口处沿"囊袋"长轴切开憩室，消除"风向袋"使肠腔引流通畅，并避免食物淤积诱发憩室炎；②外科手术：切除憩室，但本病例憩室位于降部乳头旁，外科手术难以避免对胆管及胰管开口造成影响，手术创伤过大，操作困难。鉴于患者高龄，严重心脑血管合并症，启动多学科联合会诊。心内科、神经科、麻醉科联合讨论后考虑患者高龄，既往心肌梗死、PCI 支架植入术后、脑梗死、高血压、糖尿病、口服抗凝药已停用半年，ESSEN 评分 7 分，脑血管事件高危，围术期急性冠脉综合征、心肌梗死、脑梗死、意识障碍等心脑血管意外风险大。与患者及家属充分沟通后，决定行内镜下治疗。

2020 年 8 月 13 日经内镜十二指肠壁内憩室切开术（病例 8 图 7）。

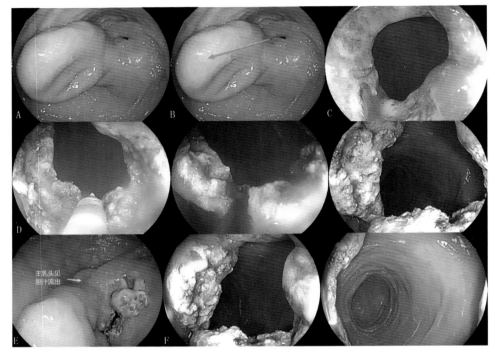

病例8图7　憩室切开术过程

A：憩室全貌；B：拟切开方向；C：全层切开憩室；D：逐渐扩大切开范围，困难，间断止血；
E：憩室位于乳头旁；F：开口扩大，内镜进出顺利。

2020年8月20日憩室切开术后1周复查胃镜及造影：内镜所见：十二指肠球部未见食物潴留，降部憩室切开处见白苔附着，切开处长约3cm，内镜通过顺畅，待憩室蠕动至肠腔远端，观察憩室切开处肠腔开口明显扩大通畅，切开边缘达憩室底部（病例8图8）。

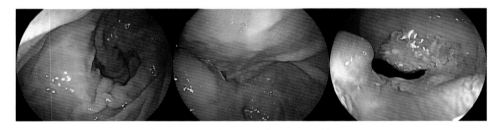

病例8图8　憩室切开术后1周胃镜所见

球腔未见潴留切开达憩室根部切开处见白苔。

消化道造影所见：降部见大小约2.5cm×4.5cm（术前9.5cm×3.0cm）憩室上翻，憩室开口处肠腔宽约1.6cm，反复变化体位憩室始终位于憩室口上部（未再"飘动"），憩室一侧壁可见 1.2cm×3.2cm 开口，憩室内无造影剂存留（病例 8 图 9）。

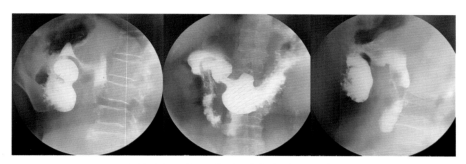

病例8图9　切开术后1周复查消化道造影

切开术后未再见造影剂存留，无"晕征"。

术后患者禁食水 3 天，无腹痛、恶心等不适，逐步恢复饮食后无不适。

（六）随访

患者术后 1 年半未再出现消化道出血。

二、病例分析

患者反复不明原因消化道出血，先后两次胃镜检查均可疑十二指肠憩室，但未再进一步完善造影等检查，以致延误诊断和后续治疗。

结合胃镜、上消化道造影、腹部 CT 等检查结果，十二指肠壁内憩室明确，未见其他可引起反复消化道出血的病因，结合内镜下溃疡表现，考虑壁内憩室合并出血诊断明确，且已因憩室压迫出现十二指肠狭窄梗阻表现，有进一步治疗指征。

内镜下憩室内翻和壁内憩室均表现为肠腔内隆起型病变，均较软，可能随肠蠕动发生形状改变，内镜下鉴别困难。但是壁内憩室可内镜下治疗，而内翻憩室不能通过内镜手术处理，否则将引起穿孔，因此两者鉴别诊断对后续治疗决策的制订非常重要。消化道造影上，内翻憩室主要表现为充盈缺损，而壁内憩室则可看到钡剂充盈，可准确鉴别憩室类型，指导后续处理。本例患者造影为典型壁内憩室表现，可通过内镜下憩室切开，来预防憩室相关的并发症。

患者高龄，合并症多，麻醉和手术风险大，病变位于降部乳头旁，外科手术难度和创伤大。经与患者及家属充分沟通商议后，决定行十二指肠壁内憩室内镜下切开术。

三、疾病和相关诊治技术介绍

本病例主要介绍罕见的十二指肠壁内憩室及其内镜下治疗。

十二指肠憩室为肠壁的囊状凸出，十二指肠、小肠、结肠均可发生，大多无明显的临床症状，发生率为 2%～5%，以腔外型最常见。十二指肠壁内憩室（intramural duodenal diverticulum，IDD），也称之为风向袋憩室（"Windsock" Diverticulum），临床上发生率低，目前成因不清，多认为是一种先天发育异常，与胚胎发育过程中前肠不完全再通有关，部分肠壁向肠腔内突出所形成的袋状突起，内外两面均有黏膜覆盖。

十二指肠壁内憩室是由十二指肠上皮细胞增生和再通的缺陷造成，多发生在妊娠第 5～第 12 周。在人体，原始前肠的旋转，心脏和大血管、肝脏、胆道和胰腺的形成都发生在胎龄 4～12 周。因此十二指肠壁内憩室常伴有其他畸形，例如环状胰腺、内脏旋转不良、内脏转位、胆总管囊肿、肛门闭锁等。有文献报道，壁内憩室合并解剖异常的比例约为 40%。

Silcock 于 1885 年在尸检期间首次确定了十二指肠壁内憩室，1885—2009 年共报道了 81 例患者，发病中位年龄为 40（10～79）岁。十二指肠壁内憩室的临床表现为一系列胃肠道症状，包括肠梗阻、胰腺炎和出血。根据十二指肠梗阻的程度，十二指肠壁内憩室可以导致上腹痛、上腹不适、腹胀和恶心。常见的临床症状依次为腹痛（68%）、恶心/呕吐（46%）、胰腺炎（32%）、上消化道出血或黑便（17%）、体重下降大于 4.5kg（13%）。

通常十二指肠壁内憩室无法通过 CT 进行诊断，因为检查期间憩室内往往没有充满液体，其表现与壶腹周围肿块相似。MRI 对于十二指肠壁内憩室的诊断有一定的作用，在 T_2 加权图像上，分割十二指肠腔和憩室腔的憩室壁往往为低信号。上消化道造影是诊断十二指肠壁内憩室的重要手段，典型放射学表现为位于十二指肠部分钡剂填充所致的"风向袋"，是由于钡剂填充十二指肠憩室腔内所致。憩室的壁影像学上多表现为透明线样隔膜，将憩室内的对比度与真正肠腔内的对比度分开，也称为"晕征"。

一般憩室治疗以外科手术切除为主，但十二指肠壁内憩室多位于乳头旁，由于乳头解剖位置和结构的特殊性，外科手术难度极大。Antaki 等应用针刀、囊肿切开刀、圈套器等切开憩室壁，对 8 位年龄在 8～72 岁合并明显症状的患者进行了内镜下治疗。中位随访 7.3 年之后，所有患者症状均未再复发，提示内镜治疗是十二指肠壁内憩室安全、有效的治疗方式，且具有优秀的长期疗效。

四、病例点评

十二指肠壁内憩室为临床罕见病，目前报道不足百例，可表现为腹痛、出血、胰腺炎等。本例患者以反复消化道出血起病，经过 3 年的辗转治疗，先后 2 次内镜检查均未明确出血原因。直至完善消化道造影后确认诊断。鉴于患者高龄、合并症多、憩室位于乳头旁等各种因素，与患者、家属充分沟通后进行了内镜下治疗。现有的治疗方式有限，经过谨慎操作、精细设计切开路线及范围，术中注意及时止血及预防出血，最终顺利完成内镜治疗。且经过 1 年余随访，症状未再复发，效果满意。

（撰　写　王迎春　北京大学第三医院消化科）
（审　核　黄永辉　北京大学第三医院消化科）

参考文献

[1]Clemente G，Sarno G，Giordano M，et al.Intramural duodenal diverticulum mimicking a periampullary neoplasm[J].American journal of surgery，2008，196（4）：31-32.

[2]Karagyozov P，Tishkov I，Georgieva Z，et al.Intraluminal duodenal（"windsock"）diverticulum：a rare cause of biliary obstruction and acute pancreatitis in the adult[J].Endoscopy international open，2019，7（1）：87-89.

[3]D'Alessio MJ，Rana A，Martin JA，et al.Surgical management of intraluminal duodenal diverticulum and coexisting anomalies[J].Journal of the American College of Surgeons，2005，201（1）：143-148.

[4]Hartley RH，Barlow AP，Kilby JO.Intraluminal duodenal diverticulum：an unusual cause of acute pancreatitis[J].The British journal of surgery，1993，80（4）：488.

[5]Meinke AK，Meighan DM，Meinke ME，et al.Intraluminal duodenal diverticula：collective review with report of a laparoscopic excision[J].Journal of laparoendoscopic & advanced surgical techniques Part A，2013，23（2）：129-136.

[6]Dusunceli Atman E，Erden A，Ustuner E，et al.MRI Findings of Intrinsic and Extrinsic Duodenal Abnormalities and Variations[J].Korean journal of radiology，2015，16（6）：1240-1252.

[7]Materne R.The duodenal wind sock sign[J].Radiology，2001，218（3）：749-750.

[8]Pumberger W，Maier-Hiebl B，Kargl S.Recurrent pancreatitis due to an intraluminal duodenal diverticulum：report of a case[J].Surgery today，2012，42（6）：589-592.

[9]Antaki F，Tringali A，Deprez P，et al.A case series of symptomatic intraluminal duodenal duplication cysts：presentation，endoscopic therapy，and long-term outcome（with video）[J].Gastrointestinal endoscopy，2008，67（1）：163-168.

十二指肠降部多发囊肿

一、病历摘要

（一）基本信息

患者吴某某，女性，63 岁。

主诉：间断腹痛 6 个月入院。

现病史：6 个月前无明显诱因出现上腹部胀痛，程度剧烈，伴出汗，休息后可自行缓解，进食后症状明显，1 周至 1 个月发作一次，无放射痛，无发热，无恶心、呕吐，大小便正常。于外院行胃镜检查，胃镜提示：胃多发息肉，十二指肠降部多发囊性隆起并溃疡形成，十二指肠降部憩室；行腹部增强 CT 检查提示胆总管结石。为进一步诊治，以胆总管结石收入我院。

既往史：无特殊。

个人史：无特殊。

家族史：无特殊。

（二）体格检查

生命体征平稳，无贫血貌，皮肤巩膜无黄染，心肺无明显异常。腹部平软无明显压痛反跳痛，肝脾肋下未及，未及包块，腹部叩诊鼓音，移动性浊音阴性。肠鸣音正常。

（三）辅助检查

白细胞 4.2×10^9/L，血红蛋白 137g/L，血小板 116×10^9/L；肝功能：谷丙转氨酶 97U/L、谷草转氨酶 47U/L、谷氨酰胺转移酶 331U/L、碱性磷酸酶 170U/L、总胆红素 14.4μmol/L。肾功能未见明显异常、血糖未见明显异常，凝血功能正常，术前免疫八项未见明显异常，肿瘤标志物未见异常。

我院腹部 CT 及 MRCP 磁共振均提示十二指肠降部多发囊性病变以及胆总管结石（病例 9 图 1 至病例 9 图 3）。

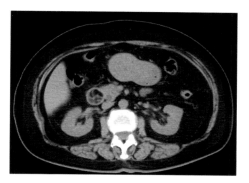

病例9图1　十二指肠降部多发囊性病变

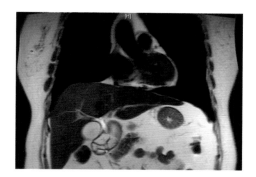

病例9图2　磁共振提示十二指肠降部多发囊性病变

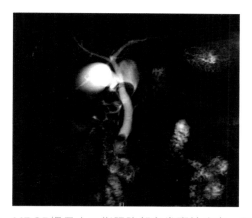

病例9图3　MRCP提示十二指肠降部多发囊性病变，胆总管结石

（四）诊断

胆总管结石；

十二指肠降部多发囊肿性质待查。

（五）诊疗经过

考虑到患者以间断发作性腹痛症状为主要不适，症状为胆总管结石所致，本次

住院的主要目的是解决胆总管结石，同时尽可能明确十二指肠降部囊肿的性质。我们为患者安排了无痛经内镜逆行胰胆管造影术（ERCP），术前行普通胃镜检查，胃镜检查提示：食管、胃腔通过顺利，食管、胃未见明显异常，十二指肠降部可见多发大小不等囊性隆起，表面光滑，质软可变形，活动度大，部分呈亚蒂样，活检钳触之软，有囊性感（病例9图4）。为明确囊肿的性质行环扫超声检查，见十二指肠降部多发囊性病变，其内为无回声液性区域，回声均匀，后方回声增强考虑为多发含液囊肿（病例9图5）。

更换为十二指肠镜后行ERCP手术，因囊肿遮挡乳头开口，操作较困难，反复调整后暴露乳头开口，于十二指肠降段内侧找见主乳头，扁平型，其旁可见一憩室，导丝引导下乳头切开刀胆管插管成功，注射造影剂。见胆管轻度增宽约1.2cm，末端可见一大小约0.7cm×1.0cm充盈缺损，乳头切开刀行胆管乳头小切开，切开后沿导丝置入胆道扩张球囊行乳头括约肌扩张成型，然后使用取石网篮及取石球囊，反复拖拉，取出结石。阻塞造影未见结石残留，置入7.5Fr鼻胆管，位置良好引流通畅，退镜（病例9图6，病例9图7）。

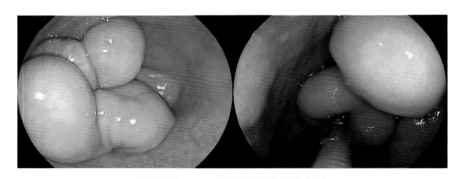

病例9图4　十二指肠降部多发囊肿

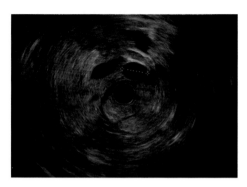

病例9图5　超声内镜显示十二指肠降部多发液性囊性病变

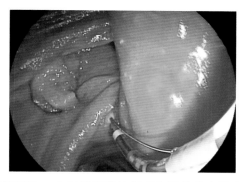

病例9图6　十二指肠乳头开口旁可见憩室及囊肿

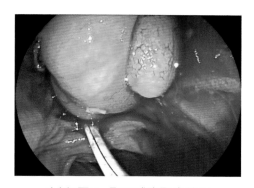

病例9图7　取石球囊取出结石

术后患者恢复良好，4天后患者出院。

（六）随访

术后半年复查超声未见胆总管结石复发，患者因无明显消化道症状，未再复查胃镜。

二、病例分析

十二指肠囊肿发病率较低，多发囊肿更加少见，多数十二指肠囊肿的病理类型多为 Brunner 增生，其内镜表现为圆形隆起性病变，表面黏膜颜色较周边正常黏膜略淡。超声内镜表现为圆形或椭圆形无回声结构，多位于黏膜下层，多数形态规则，囊壁光滑，边界清晰，内部回声清，其后方回声增强，不侵及管壁结构。CT 表现为囊性低密度影，单发多见，呈圆形、类圆形改变，囊内呈水样密度影，囊壁菲薄、光整、均匀，囊肿壁无壁结节，增强后囊壁及囊腔无强化。也有报告十二指肠气囊肿症也可出现十二指肠多发囊性改变，其本质是肠气囊肿症中的一种，其特征为肠壁或系膜上有多个黏膜下或浆膜下气囊肿。因其罕见且缺乏特异性临床表现和体征。内镜下表现也无特异性，另外十二指肠还可以见到先天畸形表现为类似囊

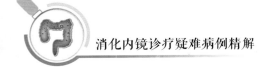

肿病变，比如十二指肠重复畸形、Ⅲ型胆总管囊肿，多于幼年时起病。病理检查可以鉴别。该患者主要住院目的为 ERCP 治疗胆总管结石，同时应明确囊肿性质。

三、疾病和相关诊治技术介绍

十二指肠囊肿常漏诊、误诊，原因如下：①发病率低。文献报道十二指肠球部及降部黏膜下囊肿占十二指肠球部及降部隆起性病变约 2.27%，其中位于球部的占 1.26%，位于降部的占 1.01%；②早期病变较小时不会出现十二指肠梗阻的症状，难以引起患者重视；③部分患者以黄疸为主要表现而类似于胆道结石或胆管及壶腹部肿瘤，也可表现为腹部隐痛不适而类似于消化性溃疡或慢性胃肠道炎症。本例因胆总管结石引起腹痛就诊，十二指肠多发囊肿并未导致明显症状；只是偶然内镜检查中发现的。对于十二指肠囊肿的治疗，可行内镜下 COOK 结扎器结扎治疗和圈套器电切除术，还可行内镜下囊肿内的囊液抽吸术，囊肿缩小后再行电凝切除术，此方法创面小，并发症少。对囊液不能抽出者可选择圈套器电切除或结扎治疗。对于病变较大不能行内镜下治疗的患者，需行外科手术治疗。

本例病变位于十二指肠降段，囊肿表面黏膜光滑，部分囊肿较长，呈条状，超声内镜见内部为密度均匀的液体，患者的乳头开口被囊肿部分遮挡，操作有一定难度，但是没有见到囊肿对乳头开口有何影响，患者的胆总管结石与囊肿之间没有相关性。患者取石之后自行要求出院，没有继续进行囊肿的内镜下治疗，没有取得病理结果，较为遗憾。

四、病例点评

在十二指肠隆起性病变中，囊性病变并不少见，绝大多数为单发较小的囊肿，比如十二指肠 Brunner 腺增生导致的囊肿，或者是单纯性囊肿，超声内镜下表现为囊性低密度影，单发多见，呈圆形、类圆形改变，囊内呈水样密度影。本病例报告的多发大囊肿非常罕见，是一个比较少见的病例。本病例有内镜图像、放射影像，以及超声内镜图像，有一定的参考借鉴意义，但是可惜的是没有得到囊肿的病理结果，较为可惜。

（撰　写　姚　炜　北京大学第三医院消化科）
（审　核　黄永辉　北京大学第三医院消化科）

参考文献

[1]宁丹丹.十二指肠球部及降部隆起性病变的内镜分析及临床意义[J].胃肠病学和肝病学杂志，2012，21（2）：157-159.

ERCP术中对侧肠壁穿孔内镜下修补术

一、病历摘要

（一）基本信息

患者女性，69 岁。

主诉： 间断发热、寒战 1 年余，加重伴黄疸 3 个月。

现病史： 患者 1 年余前无明显诱因出现发热，体温约 39℃，伴畏寒、寒战，无咳嗽、咳痰、腹痛、放射痛、黄疸等，自行行中成药物治疗后症状缓解，未诊治。此后，患者发热情况间断出现，伴随症状基本同前，无明显诱发因素，缓解方式基本同前，约数月发作一次，仍未诊治。3 个月余前患者自觉发热频次较前增加，约数天 1 次，伴腹部不适、食欲下降，并逐渐出现尿色加深、皮肤黄染情况，仍无腹痛、放射痛、便血黑便等。3 个月前，患者到当地医院查胃镜提示食管静脉曲张、浅表性胃炎；肠镜示结肠息肉；磁共振提示胆总管胰腺段结石、胆囊结石伴胆系扩张（具体不详）；未进一步治疗胆总管结石。后患者症状仍间断发作，于 1 个月余前外院就诊，完善相关检查，胆管梗阻相关检验指标异常、影像示胆囊结石、胆总管巨大结石伴肝内外胆管扩张；住院期间以治疗肝硬化失代偿为主，未积极治疗胆管结石。现为诊治胆总管结石收入院。发病以来，患者精神好，食欲差，大便颜色不详，约每日 1 次，近 2 日未排便，小便如前述，体重减轻（具体不详）。

既往史： 肝炎病史 30 余年，未诊治；3 个月余前当地胃镜示食管重度曲张，予抗病毒药物口服、食管静脉曲张套扎、曲张静脉组织胶注射治疗；1 个月余，外院查血氨 64μmol/L；复查胃镜示食管、贲门有静脉曲张，最大径约 0.8cm，红色征（＋）；腹部磁共振见肝硬化、脾大、食管下段静脉曲张、副脐静脉开放；诊断为"乙肝肝硬化失代偿期并肝性脑病 1 级"，予抗感染、抗病毒、护肝、利尿、导泻、降门脉压、升白蛋白等治疗。胆囊结石、胆管结石 10 年余，未诊治。

个人史： 无特殊。

家族史： 乙肝肝炎家族史。4 个姐姐、1 个哥哥均为乙肝患者，四姐因乙肝肝硬化、肝癌去世。大姐、二姐、哥哥均去世，具体不详。

（二）体格检查

生命体征平稳，神志清楚。皮肤黄染，巩膜黄染。肝掌。双肺呼吸音清晰，未及明显干湿啰音，无胸膜摩擦音。心律齐，各瓣膜听诊区未及杂音。经外周静脉置入中心静脉导管（PICC）置管处敷料干燥，无渗血渗液。腹平坦，腹部柔软，无压痛、反跳痛，腹部无包块。肝脏未触及、脾脏未触及，Murphy 氏征阴性。肠鸣音正常，约 4 次 / 分。双下肢无水肿。

（三）辅助检查

血常规＋C 反应蛋白（CRP）（北方）：白细胞 $4.88 \times 10^9/L$，红细胞 $2.96 \times 1012/L \downarrow$，血红蛋白 $101g/L \downarrow$，血小板 $110 \times 10^9/L \downarrow$，淋巴细胞百分比 22.5%，中性粒细胞百分比 65%，C 反应蛋白 $65mg/L \uparrow$。

急查血氨 $48 \mu mol/L \uparrow$。

生化：丙氨酸氨基转移酶 $49U/L \uparrow$，天门冬氨酸氨基转移酶 $44U/L \uparrow$，总胆红素 $51.49 \mu mol/L \uparrow$，直接胆红素 $28.73 \mu mol/L \uparrow$，白蛋白 $37.2g/L$，碱性磷酸酶 $548.2U/L \uparrow$，胆碱脂酶 $2048U/L \downarrow$，腺苷脱氨酶 $16.7U/L$，尿素 $8.21mmol/L$，肌酐 $51 \mu mol/L$，总钙 $2.3mmol/L$，无机磷 $0.81mmol/l \downarrow$，尿酸 $358 \mu mol/L \uparrow$，β_2 微球蛋白 $4.37mg/L \uparrow$，高密度脂蛋白胆固醇 $0.63mmol/L \downarrow$，载脂蛋白 A Ⅰ $0.57g/L \downarrow$，γ-谷氨酰基转移酶 $536U/L \uparrow$，钾 $3.6mmol/L$，钠 $126.5mmol/L \downarrow$，氯 $89.1mmol/L \downarrow$。

凝血Ⅲ（北方）：血浆 D-二聚体 $0.46 \mu g/ml \uparrow$，血浆凝血酶原时间 13.1 秒 $\uparrow$，凝血酶原活动度 78% $\downarrow$，国际标准比率 $1.21 \uparrow$。

降钙素原 $1.96ng/ml \uparrow$。

术前八项（北方）：乙型肝炎表面抗原定量 $522U/ml$，阳性；乙肝病毒 DNA 定量 $< 10U/ml$。

粪便常规＋潜血试验（北方）：潜血试验阴性。

尿常规（北方）：尿糖 –，尿酮体 –，尿潜血 –，尿蛋白 –，尿比重 1.017，尿pH 5.5，尿红细胞数 7.4 个 $/ \mu l$，尿白细胞数 9 个 $/ \mu l$。

血气分析＋离子分析＋乳酸（北方院区）：酸碱度 $7.469 \uparrow$，二氧化碳分压 $31mmHg \downarrow$，氧分压 $102.9mmHg \uparrow$，钾离子 $3.97mmol/L$，钠离子 $130.1mmol/L \downarrow$，葡萄糖 $7.2mmol/L \uparrow$，乳酸 $1.89mmol/L \uparrow$。

肿瘤标志物、甲功五项、B 型钠尿肽（BNP）大致正常。

MRI 胰胆管水成像（MRCP）：诊断印象：肝脏大小、各叶比例正常，肝脏内见多个圆形囊性灶，肝内外胆管扩张，胆总管内结节影，约 24mm × 15mm；胆囊增大，内见结节影，胆囊壁增厚。胰腺形态、大小及信号未见明显异常，主胰管略扩张。见多发淋巴结，未见腹水征。诊断结论：肝内外胆管扩张，胆总管结石、胆囊

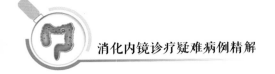

结石、胆囊炎、主胰管略扩张、肝脏囊肿。

　　腹盆腔增强CT：胆总管结石，继发肝内外胆管明显扩张，伴胆管炎性改变、胆囊结石、胆囊炎、主胰管略扩张、肝脏多发小囊肿、门静脉高压、脾大、食管胃底静脉曲张、腹壁静脉曲张。

（四）诊断

　　胆总管巨大结石伴肝内外胆管扩张；

　　乙型肝炎后肝硬化失代偿期。

（五）诊疗经过

　　患者入院相关检验检查未见手术禁忌，行全身麻醉内镜下治疗。检查所见：食管、胃腔通过顺利，于十二指肠降段内侧找见主乳头，乳头呈乳头型，开口呈裂口状；导丝引导下乳头切开刀胆管插管成功，注射造影剂。见胆管明显增宽，约3cm，其内可见1个充盈缺损，约2.5cm，乳头切开刀行胆管乳头切开约0.3cm，切开后，沿导丝置入球囊扩张导管（CRE）扩张球囊行乳头括约肌扩张成型至12mm，之后置入碎石网篮，取石网篮及取石球囊，反复碎石，取石及球囊拖拉，取出结石。阻塞造影未见结石残留，取石过程中发现乳头对侧肠壁少许裂孔，换用直视镜，应用和谐夹27枚封闭乳头对侧裂孔，之后直视镜下乳头切开刀带导丝胆管插管成功，沿导丝置入7Fr×10cm双猪尾支架于胆管内，内镜直视下置入胃管（距鼻外缘70cm，胃管侧孔完全位于胃内），另观察胃底未见明显静脉曲张，食管中下段见静脉曲张，部分呈瘤样，下段可见红色征。

　　患者住院期间主要存在以下问题：①胆总管结石：住院主要目的。患者结石巨大，乳头切开后行乳头括约肌扩张成型，碎石取石，过程顺利。监测术后4/24小时未见ERCP相关胰腺炎及穿孔。治疗有效；②感染：患者ERCP取石术中发现十二指肠乳头对侧肠壁少许裂孔。术后出现体温升高，监测白细胞、中性粒细胞升高明显，感染明确。结合病史、治疗过程，自阅片胸腹平扫CT，胸部皮下积气、右侧腹腔渗出明显，首先考虑术中十二指肠壁撕裂相关。予禁食禁水、抗感染、抑酸、抑酶、胃肠减压管置入、补液支持等治疗。泰能0.5g 1次/6小时抗感染下体温控制仍不佳，升级抗感染方案为亚胺培南西司他丁1g 1次/8小时联合甲硝唑后体温控制，体温正常3天后降级为左氧氟沙星联合甲硝唑静脉滴注抗感染。后改为左氧氟沙星联合甲硝唑口服。逐步恢复饮食至流食，患者未诉不适。复查相关检验检查，患者皮下气肿消失、血常规正常、造影未见十二指肠处造影剂外渗等表现，考虑治疗有效。予患者院外继续行流食，足疗程口服左氧联合甲硝唑后停药；③肝硬化失代偿相关：a.上消化道出血：住院期间未出现上消化道出血情况。胃肠减压管置入期间，曾予患者临时口服液状石蜡等预防出血，并输血浆一次、肌内注射维生素K

改善凝血。后根据病情，逐步恢复饮食至流食。b.肝性脑病：住院期间监测患者血氨，间断波动，但查体未及明显肝性脑病症状体征。治疗上给予乳果糖口服/灌肠、补充氨基酸等，慎用肝毒性药物。c.多浆膜腔积液：住院期间持续监测患者出入量。抗感染治疗期间，未积极控制入量，以白蛋白输注为主、偶少量静脉利尿。后患者出现体重/腹围明显增加、新发移动性浊音阳性等情况，感染控制后行螺内酯及呋塞米口服利尿。螺内酯 100mg 1 次/日联合呋塞米 40mg 1 次/日口服，患者利尿反应良好，根据电解质情况间断补钾。出院前，患者体重、腹围恢复至入院水平，治疗有效。

（六）随访

患者 ERCP 术中乳头对侧肠壁穿孔，内镜下及时缝合，保守治疗有效（病例 10 图 1）。出院后 3 个月患者再次入院复查，清理残余结石后置入胆道架，内镜下观察十二指肠穿孔修补后创面愈合良好，并行静脉曲张套扎治疗（病例 10 图 2）。

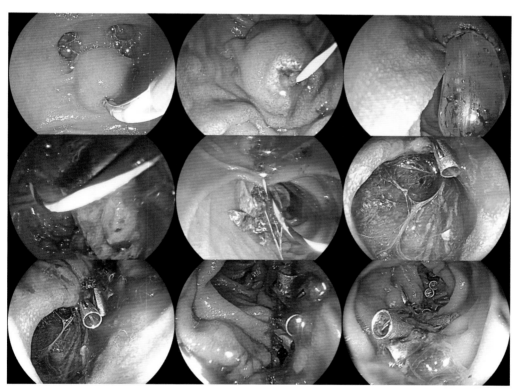

病例10图1　ERCP取石后发现乳头对侧肠壁穿孔，内镜下行钛夹封闭术

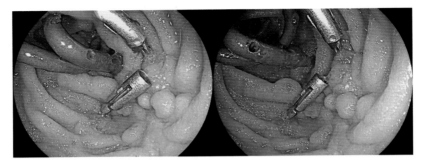

病例10图2　3个月后复查内镜所见十二指肠穿孔修补后创面愈合良好

二、病例分析

患者老年女性，慢性病程，反复发作，近期加重。主要临床症状是由于胆总管巨大结石引起，本次住院的主要目的是 ERCP 下取石术，但该患者合并严重基础疾病且手术难度高，术中出现穿孔，如果选择外科手术修补则风险极大，采用内镜下修补术是可行的治疗方案，但要密切观察修补后患者的临床症状和检查变化，如果效果不理想，应果断外科手术。另外，该患者存在明确的食管静脉曲张及其他肝病问题，术中精细操作、避免出血及术后的综合治疗也很重要。

三、疾病和相关诊治技术介绍

ERCP 作为四级内镜手术中难度最大的手术，内镜技术的进步使得其术后并发症的发生率有所下降，但仍有高达 5% ～ 12% 的患者术后出现出血、胰腺炎、穿孔等严重并发症。其中穿孔作为 ERCP 术严重并发症之一，其发病率为 0.14% ～ 1.6%，病死率达 4.2% ～ 29.6%。目前 ERCP 术后穿孔常用的分型为 Stapfer 分型。共分为 4 型：Ⅰ型，由于内镜对小肠壁过度施压造成的穿孔，常位于十二指肠侧壁；Ⅱ型，壶腹周围穿孔，主要由乳头切开不当或者插管导致；Ⅲ型，由器械导致的胆管或胰管的穿孔；Ⅳ型，仅表现为后腹膜积气。除了Ⅳ型穿孔外，Ⅰ ～ Ⅲ型穿孔如果延迟诊断，预后均较差。内镜术中如发现穿孔，则应积极进行内镜下缝合。内镜缝合失败者则应密切监测，积极手术治疗。文献报道术后 12 小时内诊断并积极行手术治疗，总死亡率 4.3%，术后 24 小时诊断穿孔，则手术死亡率可高达 50%。因此，术后 12 小时内为早期诊断和治疗的最佳时间窗。

四、病例点评

本例患者为 ERCP 操作中并发症之一，相对比较少见。乳头对侧肠壁穿孔，为后腹膜穿孔，如不及时缝合，势必会造成后腹膜继发感染、脓肿形成，此种情况下多数患者保守无效，均需外科手术治疗。但对于此患者，为肝硬化失代偿期，有较为严重的基础病，在此情况下，如再合并感染以及手术治疗，极有可能会危及患者生命。术中发现穿孔后，及时将十二指肠镜更换为直视镜，更好的显示穿孔大小，同时也更有利于操作。修复的概念，不仅仅局限于操作本身，同时对于操作本身所带来的并发症，也可以通过修复来达到避免手术的目的。

（撰　写　闫秀娥　北京大学第三医院消化科）

（审　核　黄永辉　北京大学第三医院消化科）

参考文献

[1]Theopistos V，Theocharis G，Konstantakis C，et al.Non-Operative Management of Type 2 ERCP-Related Retroperitoneal Duodenal Perforations：A 9-Year Experience From a Single Center[J].Gastroenterology Res，2018，11（3）：207-212.

[2]Cotton PB，Lehman G，Vennes J，et al.Endoscopic sphincterotomy complications and their management：an attempt at consensus[J].Gastrointest Endosc，1991，37（3）：383-393.

[3]Alfieri S，Rosa F，Cina C，et al.Management of duodeno-pancreato-biliary perforations after ERCP：outcomes from an Italian tertiary referral center[J].Surg Endosc，2013，27（6）：2005-2012.

[4]Miller R，Zbar A，Klein Y，et al.Perforations following endoscopic retrograde cholangiopancreatography：a single institution experience and surgical recommendations[J].Am J Surg，2013，206（2）：180-186.

[5]Stapfer M，Selby RR，Stain SC，et al.Management of duodenal perforation after endoscopic retrograde cholangiopancreatography and sphincterotomy[J].Ann Surg，2000，232（2）：191-198.

[6]Weiser R，Pencovich N，Mlynarsky L，et al.Management of endoscopic retrograde cholangiopancreatography-related perforations：Experience of a tertiary center[J].Surgery，2017，161（4）：920-929.

[7]Artifon EL，Minata MK，Cunha MA，et al.Surgical or endoscopic management for post-ERCP large transmural duodenal perforations：a randomized prospective trial[J].Rev Gastroenterol Peru，2015，35（4）：313-317.

阑尾炎治疗（ERAT）

一、病历摘要

（一）基本信息

患者女性，37 岁。

主诉：间断腹痛 1 年余，加重半个月。

现病史：患者 1 年前无明显诱因出现腹痛，以右下腹痛为主，间歇性隐痛，程度较轻，活动后加重，与进食无明显相关性，伴不成形大便，色黄性稀，2 ~ 3 次/天，偶有反酸，无恶心、呕吐，无腹泻、便秘，无食欲缺乏、里急后重，多次就诊外院未找到明确病因，未予特殊治疗。半个月前无明显诱因再次出现右下腹痛，程度较剧，刀割样疼痛，难以忍受，遂就诊我院急诊，查腹部 CT 示阑尾粪石，慢性阑尾炎待排，升结肠肠壁略增厚水肿，建议手术治疗，患者表示拒绝，为进一步治疗就诊我科门诊，门诊以"腹痛待查"收入住院。患病以来精神、饮食尚可，睡眠欠佳，大便如上述，小便如常，近来体重无明显改变。

既往史：抑郁症病史 8 年，自诉已治愈，现偶有睡眠障碍，服用马来酸咪达唑仑片对症治疗；剖宫产病史 12 年。

个人史：无特殊。

家族史：无特殊。

（二）体格检查

生命体征平稳，双肺呼吸音清晰，无胸膜摩擦音。心前区无隆起，心尖冲动正常，心浊音界正常，心率 78 次/分，律齐，各瓣膜听诊区未闻及杂音，无心包摩擦音。腹平坦，无腹壁静脉曲张，腹部柔软，有轻压痛，无反跳痛，腹部无包块，可见一长约 10cm 陈旧性手术瘢痕。肝脾脏未触及，Murphy 氏征阴性，肾脏无叩击痛，无移动性浊音。肠鸣音正常，4 次/分。

（三）辅助检查

腹盆腔 CT 平扫：阑尾腔内见条状高密度影，阑尾末端积气、略增粗、直径约 6.2mm。升结肠肠壁略增厚。诊断结论：阑尾粪石，慢性阑尾炎待排，升结肠肠壁略增厚水肿？请结合临床，胃镜无特殊。入院血尿常规、生化均正常。

（四）诊断

慢性阑尾炎。

（五）诊疗经过

患者青年女性，慢性病程急性加重，以腹痛为主要临床表现，腹部 CT 提示阑尾粪石，慢性阑尾炎待排，考虑该病因可能性大，拟行内镜下阑尾炎 ERAT 治疗。入院完善相关检验检查，于肠镜下进行治疗，术中所见阑尾口被覆较多大便，应用活检钳清理大便，冲洗后见阑尾口轻度水肿，取石球囊带导丝阑尾插管成功，注射少量造影剂见阑尾内充盈缺损，约 0.3cm，应用取石球囊将粪石取出，之后沿导丝置入 7Fr×6cm 塑料支架于阑尾内（病例 11 图 1）。术前、术后均予患者左氧氟沙星口服经验性抗感染。术后逐步恢复饮食至半流食，患者未诉不适，予以出院。

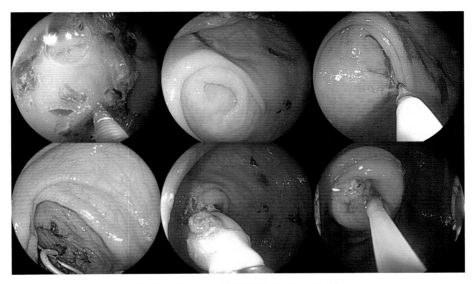

病例11图1　内镜下阑尾炎ERAT治疗

（六）随访

患者出院后未再复发阑尾炎，塑料支架随粪便自行脱落排出。

二、病例分析

患者年轻女性，慢性病程，反复发作。根据临床表现和现有影像学资料，支持阑尾炎诊断。同时也应注意和引起慢性腹痛的其他疾病做鉴别，如炎症性肠病、肿瘤、妇科疾病等。治疗上外科手术切除病变阑尾是成熟方案，但患者拒绝，因此采用最新的内镜下逆行性阑尾治疗术可以作为选择。

三、疾病和相关诊治技术介绍

急性阑尾炎 ERAT（内镜下逆行性阑尾炎治疗术）治疗，主要通过解除阑尾腔的狭窄阻塞而达到治疗效果。主要包括两方面：一方面清肠后，可通过内镜直视观察阑尾口是否有红肿及脓液，是否有粪便嵌塞；另一方面则是通过内镜直视下阑尾腔插管成功后，注射造影剂显示其内是否有充盈缺损或管腔狭窄，是否有迂曲或固定，如发生穿孔，则可看到造影剂外溢。另外，也可通过造影管用生理盐水或甲硝唑注射液进行冲洗、用取石球囊或网囊取石后放置塑料支架引流减压，从而达到治疗目的。

参照刘冰熔的方法，ERAT 的具体操作如下：①肠道准备：术前禁饮食，常规进行清洁灌肠；②内镜下插管：结肠镜循肠道进至回肠末端后，观察阑尾开口处的情况，肿胀情况、溢脓多少、有无粪石堵塞等，阑尾开口常有 Gerlach's 瓣覆盖，可予透明帽技术联合 Seldinger 技术，较为安全地进行阑尾插管；③阑尾腔内减压：插管成功后，立即抽吸阑尾腔内的脓液降低压力，避免压力升高，进而导致阑尾缺血、坏死；④阑尾造影：阑尾腔内减压后，在导丝引导下置入造影导管，经导管注入适量造影剂，显影阑尾腔内的情况，如狭窄、充盈缺损、走形等；⑤阑尾腔冲洗：经球囊清扫后，用生理盐水及抗生素反复冲洗阑尾腔至干净；⑥支架引流：在 X 线及内镜直视下，将塑料支架置入阑尾腔内，以便能够充分引流阑尾腔内的脓液。有些患者支架可自行脱落，若 1 周后不脱落者，可采用内镜方法取出。

我国学者对 ERAT 的疗效和安全性方面进行了研究，与腹腔镜阑尾切除术进行对比，结果显示 ERAT 在手术时间、术后腹痛缓解时间、白细胞和体温恢复情况、卧床时间及住院医疗费用等；并发症以及阑尾炎复发等情况方面均具有优势。而且 ERAT 联合抗生素冲洗治疗，在解除病因的基础上，避免了切除阑尾，保留了阑尾的免疫功能外，另外还能够大幅度减少抗生素的用量，降低耐药发生的概率。目前 ERAT 的治疗主要针对非复杂性急性阑尾炎，但对于合并坏疽性穿孔和阑尾周围脓肿的复杂性急性阑尾炎仍推荐采取外科手术治疗。

四、病例点评

急性阑尾炎是急腹症最常见的病因之一，病因主要与阑尾腔梗阻继发感染所致有关。阑尾本身为淋巴器官，分泌肠道激素类物质，参与调节机体免疫功能，阑尾在维持肠道菌群稳态中发挥重要作用，是肠道菌群调节和存储器官。另外，有研究显示外科阑尾切除术可增加罹患克罗恩病、难辨梭菌感染和结直肠肿瘤的风险。目前急性阑尾炎的治疗措施主要有三种：药物保守治疗、手术治疗和内镜治疗。随着医学的进步，新型抗生素不断被研发出来，对于无阑尾穿孔、坏死或腹腔感染的非复杂性急性阑尾炎，可将抗生素作为一线治疗手段。作为急性阑尾炎治疗的标准手段，外科手术仍是一线治疗方案。包括腹腔镜阑尾切除术和传统开腹阑尾切除术。无论是哪种手术方法，术后都可能面临切口疼痛、切口感染、切口疝、腹腔残余脓肿、阑尾残株炎、阑尾残端瘘／粪瘘、切口感染、出血和肠粘连／梗阻等风险。近年来随着内镜技术的不断发展，软式内镜和相应新型附件的不断研发，使得内镜下治疗急性阑尾炎越来越受到重视。消化内镜诊疗急性阑尾炎最早于1995年由奥地利Said等首次报道，通过肠镜下阑尾插管、抽吸脓液及冲洗阑尾管腔等方式治疗。2012年，我国刘冰熔教授正式提出了内镜下逆行性阑尾炎治疗术（endoscopic retrograde appendicitis therapy，ERAT）的概念，用于治疗非复杂性急性阑尾炎。回顾性病例研究显示，ERAT总体治疗成功率95%以上，并发症发生率约3%，复发率为2%～9%，复发患者接受了阑尾切除术。本例患者为非复杂性阑尾炎，应用ERAT技术将阑尾腔内粪石取出，保留了阑尾的器官免疫功能。

（撰　写　闫秀娥　北京大学第三医院消化科）
（审　核　黄永辉　北京大学第三医院消化科）

参考文献

[1]Bhangu A，Søreide K，Di Saverio S，et al.Acute appendicitis：modern understanding of pathogenesis，diagnosis，and management[J].Lancet，2015，386（10000）：1278-1287.

[2]Clanton J，Subichin M，Drolshagen K，et al.Fulminant Clostridium difficile infection：An association with prior appendectomy？[J].World J Gastrointest Surg，2013，5（8）：233-238.

[3]Kaplan GG，Pedersen BV，Andersson RE，et al.The risk of developing Crohn's disease after an appendectomy：a population-based cohort study in Sweden and Denmark[J].Gut，2007，56（10）：1387-1392.

[4]Salminen P，Tuominen R，Paajanen H，et al.Five-Year Follow-up of Antibiotic Therapy for Uncomplicated Acute Appendicitis in the APPAC Randomized Clinical Trial[J].JAMA，2018，320（12）：1259-1265.

[5]Salminen P，Paajanen H，Rautio T，et al.Antibiotic Therapy vs Appendectomy for

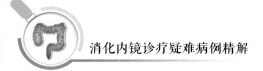
Treatment of Uncomplicated Acute Appendicitis：The APPAC Randomized Clinical Trial[J].JAMA，2015，313（23）：2340-2348.

[6]吴婕，徐新建，徐皓，等.中国急性阑尾炎2017年诊疗状况分析[J].中华胃肠外科杂志，2019，22（1）：49-58.

[7]Said M，Ledochowski M，Dietze O，et al.Colonoscopic diagnosis and treatment of acute appendicitis[J].Eur J Gastroenterol Hepatol，1995，7（6）：569-571.

[8]Liu BR，Song JT，Han FY，et al.Endoscopic retrograde appendicitis therapy：a pilot minimally invasive technique（with videos）[J].Gastrointest Endosc，2012，76（4）：862-866.

[9]吴以龙，江志俊，林卫星，等.内镜逆行阑尾炎治疗术的临床应用[J].现代消化及介入诊疗，2019，24（5）：517-519.

[10]刘冰熔，宋吉涛，马骁.内镜下逆行阑尾炎治疗技术介绍[J].中华消化内镜杂志，2013，30（8）：468.

P-B型胆胰管汇流异常

一、病历摘要

（一）基本信息

患者女性，17岁。

主诉：腹痛半个月。

现病史：半个月前于早餐后出现上腹部胀痛，持续性，程度逐渐加重，不伴恶心、呕吐、呕血、黑便等其他症状。先后就诊于其他2所大型知名医院，考虑急性胰腺炎（具体资料不详），后于当地医院住院治疗，肝功能提示：谷丙转氨酶52U/L，谷草转氨酶52U/L，总胆红素21.1μmol/L，直接胆红素9.5μmol/L，碱性磷酸酶85U/L，谷氨酰基转移酶128U/L，血淀粉酶880U/L；外院MRCP提示胆囊饱满、胆胰管共同通道长度约2.5cm并可见结石、胰腺炎，外院予以禁食、补液、抑酸及抑制胰酶分泌等治疗后病情好转，为求进一步诊治收入院。自发病以来，精神欠佳，食欲欠佳，体重下降3kg，大便如常，小便颜色略深。

既往史：6年前及3年前曾因腹痛诊断为"胆结石"（口述，无具体资料）。

个人史：无特殊。

家族史：否认家族性遗传病史。

（二）体格检查

生命体征平稳，神志清楚，发育正常，营养良好，全身皮肤及巩膜无黄染，心肺查体无异常。腹平坦，腹软，无压痛、反跳痛及肌紧张，肝脾未触及，未及包块，Murphy征阴性，麦氏点无压痛，肝肾区无叩痛，移动性浊音阴性，肠鸣音4次/分。双下肢无水肿。

（三）辅助检查

初步实验室检查：肝功能：谷丙转氨酶56U/L，谷草转氨酶49U/L，总胆红素14.9μmol/L，直接胆红素2.2μmol/L，γ-谷氨酰转肽酶82U/L，碱性磷酸酶90U/L。肿瘤标志物CA19-9 63.73U/ml；血脂肪酶361U/L。余血淀粉酶、血常规、肾功能及癌胚抗原等其他指标均未见异常。

初步影像学检查：MRCP：胆囊炎，胆总管结石，胰头可疑少许异常信号。

（四）诊断

胆总管结石；

胆囊炎；

胆源性胰腺炎？

（五）诊疗经过

入院后完善相关术前检查（见辅助检查），和外科共同讨论病情，考虑胆管结石诊断成立，但胆胰管汇流异常不除外（病例12图1），决定 ERCP 胆总管结石取石术并于术中采集胆汁化验淀粉酶浓度以进一步明确诊断，术中造影见胆管胰管异常汇合，为 P-B 型，胆总管末端可见多发大小约0.5cm充盈缺损（病例12图2），乳头切开刀行乳头切开术，用网篮将结石取出；术中抽吸胆汁化验淀粉酶浓度为42 593U/L，明显异常升高，遂决定择期腹腔镜胆囊切除术。术前血常规及其他生化检查均未见异常，曾经异常的肝功能及 CA19-9 回落正常，术前 CT 及 MRCP 检查提示胆囊壁略厚，腹侧胰管提前汇入胆总管下段，符合胆胰管汇流异常（病例12图3）。手术顺利，术后胆囊病理为慢性胆囊炎伴上皮腺瘤样增生。

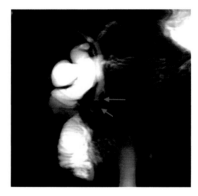

病例12图1　MRCP显示共同段结石（短箭头）和异常汇合部位（长箭头）

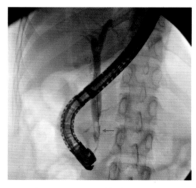

病例12图2　ERCP所见胆总管末端及共同通道多发结石

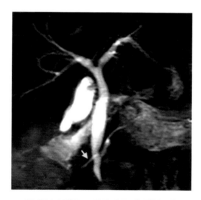

病例12图3　ERCP术后复查

可见局部解剖结构趋于清晰，红色箭头间为过长的共同通道，黄色箭头所指为副胰管。

（六）随访

状态良好，未再有类似上腹痛发作，当地生化检查无异常。

二、病例分析

患者年轻女性，急性起病，临床表现为急性上腹痛伴肝功能及血淀粉酶的明显异常，结合影像学检查，诊断急性胆源性胰腺炎、胆石症成立。根据外院的影像学检查高度怀疑存在先天性胆胰管汇流异常，ERCP 检查即可进一步明确诊断，也有治疗价值，术中所见和抽吸胆汁化验淀粉酶浓度证实了诊断，为不合并胆管扩张的 P-B 型胆胰管汇流异常，该型患者易早期并发胆囊癌，应尽早手术切除胆囊，术后病理显示胆囊上皮已有腺瘤样增生，可见已进入癌前病变阶段。

三、疾病和相关诊治技术介绍

1. 概述　胆胰管汇流异常是一种相对少见的胰管和胆管汇合部位的结构异常，日本学者 Kozumi 于 1916 年对一例胆总管囊肿患者解剖时首先发现了这一改变，1969 年美国学者 Babbit 首次提出了这一概念，它主要表现为胆管和胰管提前或过早汇合，导致共同通道过长而超出 Oddi 氏括约肌的调控范围，引起胆汁和胰液流动紊乱，引发胆胰系统多种疾病。该病多见于东方女性，我国的一项大样本研究表明：在 6639 例接受 ERCP 诊治的患者中，49 例为胆胰管汇流异常（0.75%），其中女性 34 例。

2. 病因及发病机制　胆管和胰管的末端在 Vater 壶腹部形成一段共同通道进入十二指肠，这一通道通常长 1 ~ 6mm 并受 Oddi 氏括约肌的调控，一旦共同通道过长，则胆汁和胰液提前混合并在不同的状态下互相逆流入彼此的管道系统引发疾病。由于通常情况下胰管内压（30～50cmHg）高于胆管内压（28～30cmHg），因此多表现为胰液逆流入胆道，因胆汁含有多种酶的激活剂，因此胰液中的多种酶（如磷脂酶和蛋白酶等）在胆道被激活，导致胆总管上皮弹力纤维断裂、上皮破坏和脱落，胰液长期刺激胆总管引起管壁的慢性炎症、上皮增生和增厚纤维化，胆管的纤维化导致胆汁排出不畅、胆总管内压增高和胆总管扩张；被激活的磷脂酶和蛋白酶具有直接的促胆囊黏膜增值作用，且会产生具有细胞毒效应的溶血磷脂酰胆碱，这些致病因子长期共同损害胆道上皮引起癌变；胆道的长期慢性炎症、胆汁淤积、感染和胆管壁薄弱等因素导致患者结石的发病率升高。当胆管内压高于胰管内压时，胆汁逆流入胰管，胰管内压增高，损害胰腺小管和腺泡，激活胰酶导致急性和慢性胰腺炎。

胆胰管汇流异常和胆总管囊肿、胰腺分裂常常并存。

3. 临床表现　该病的临床表现为这种结构异常引发的后果，可以是急性胰腺炎、慢性胰腺炎、胆管结石、胆囊癌等的相关临床表现，胆胰管汇流异常本身不具有特殊临床表现。但是，是否合并存在胆总管囊肿或胰腺分裂对临床表现的特点有影响，特别是是否合并胆总管扩张对患者的临床表现有重要影响，Ohuchida等报道196例胆胰管汇流异常的患者随访9年，无胆管扩张者胆囊癌的发生率为43.2%，而合并胆管扩张者仅为5.9%；文献报道在合并胰腺分裂的患者，由于背侧胰管分流而减少胰液的胆管反流，反而降低胆道肿瘤的发生。

4. 辅助检查　除非出现异常结构引发的临床后果，一般的试验室及B超、CT等影像学检查不能发现汇流异常的线索，当出现临床后果后，可以有血常规、肝功能、淀粉酶、肿瘤标志物的异常，MRCP和ERCP对明确诊断有重要价值，尤其ERCP目前仍是金标准且发挥治疗作用，在ERCP术中抽吸胆汁化验淀粉酶浓度，超过8000U/L高度提示汇流异常。B超、CT等影像学检查有助于发现胆系结石、胆囊癌、胰腺炎等临床后果，目前认为不能解释的胆囊壁增厚提示可能存在胆胰管汇流异常。

5. 诊断　多数学者认为满足以下两条中的任一条即可诊断：①胆胰管共同通道长度超过15mm；②壶腹部收缩段完全处于胆胰管汇合部的远端，即使共同通道长度不足15mm。根据胆胰管汇合部位的形态特点，分为三种类型：a.P-B型：表现为胰管汇入胆总管，该型多不伴有胆总管扩张，胆囊易早期癌变；b.B-P型：胆管汇入胰管，该型多合并胆总管囊肿，胆道肿瘤发病率高，但胆囊癌相对少见；③复杂型：胆胰管汇合关系难以描述。

6. 治疗　总体原则是一旦发现胆胰管汇流异常，应尽早内镜或手术治疗，以期避免各种不良后果（特别是胆系肿瘤）的发生。但对于不同类型、不同临床特点的病变应区别对待，对于出现急性不良事件（急性胆管炎、急性胆源性胰腺炎等）和癌变晚期失去手术治疗机会的患者，ERCP 下内镜治疗是重要治疗手段；对于不合并胆管扩张的患者，应早期切除胆囊，胆道问题可根据具体情况选择内镜或外科治疗；对于合并胆管囊肿者应积极手术治疗（具体见相关病例）。

7. 预后　早期发现，积极治疗一般预后良好，一旦出现癌变等严重后果，则预后不良。

四、病例点评

这例患者是典型的 P-B 型胆胰管汇流异常，由于相对少见及胆胰管汇合部位不易察觉的解剖异常，早期不易识别，如此年轻的患者既往多次上腹痛及胆石症发作已经提示可能存在汇流异常，目前认为不明原因的胆囊壁增厚要警惕存在汇流异常，这种患者早期即可以并发胆囊癌，一旦出现癌变预后极差，因此想到该病并进行相关检查至关重要，至于其他后果，如胆管结石、胰腺炎等可以根据病情采用内科保守或内镜下治疗。该患者无论从临床表现、实验室及影像学检查、治疗经过和最后的手术病理，都是难得的典型病例，值得学习。

（撰　写　李　柯　北京大学第三医院消化科）
（审　核　黄永辉　北京大学第三医院消化科）

参考文献

[1]周玉保，潘亚敏，王田田，等.先天性胆胰管合流异常的内镜诊断与治疗[J].中华消化内镜杂志，2009，26（10）：509-512.

[2]陈盛.ERCP在胆胰管合流异常相关疾病中的诊治进展[J].中华消化内镜杂志，2010，27（8）：446-448.

[3]Ohuchida J，Chijiiwa K，Hiyoshi M，et al.Long-term results of treatment for pancreaticobiliary maljunction without bile duct dilatation[J].Arch Surg，2006，141：1066-1070.

[4]Kamisawa T，Tu Y，Egawa N，et al.Pancreas divisum in pancreaticobiliary maljunction[J].Hepatogastroenterology，2008，55（81）：249-253.

[5]Todd H.Baron，Richard A.Kozarek，David L.Carr-Locke，et al.ERCP（Third Edition）[M].ELSEVIER，2019.

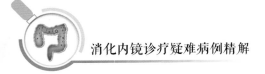
[6]Yamauchi S，Koga A，Matsumoto S，et al.Anomalous junction of pancreaticobiliary duct without congenital choledochal cyst：a possible risk factor for gallbladder cancer[J]. Am J Gastroenterol，1987，82（1）：20-24.

胆总管囊肿伴B-P型胆胰管汇流异常

一、病历摘要

（一）基本信息

患者女性，57岁。

主诉：间断上腹部坠胀感10余年，加重2个月。

现病史：10余年前无明显诱因始出现上腹部坠胀感，直立时明显，间断发作，平时常用腹部束带固定以期缓解不适，伴乏力，上述症状劳累后加重，休息后略缓解，不伴发热、黄疸、呕血、黑便等其他症状。2个月前上述症状加重就诊于外院，CT检查提示低位胆道梗阻，胆总管末端小结节；MRI显示肝右叶囊肿，胆囊褶皱，胆总管扩张，十二指肠乳头增大。初就诊于我院普外科门诊，考虑"主乳头炎症狭窄可能性大"，建议ERCP明确诊断并了解有无胆胰管汇流异常（患者拒绝），同时给予得舒特（匹维溴铵片）口服治疗，症状无明显缓解。后又先后就诊于其他两所知名医院，超声内镜检查提示胆总管末端结节性质待定，胆总管扩张，胆管腔内泥沙状结石；胃镜检查提示慢性浅表性胃炎，予以对症治疗后症状稍缓解，为求进一步诊治收入院。自发病以来，患者精神欠佳，食欲基本正常，体重无明显变化，大小便无明显异常改变。

既往史：无特殊。

个人史：无特殊。

家族史：否认家族性遗传病史。

（二）体格检查

生命体征平稳，发育正常，营养良好，神志清楚，查体合作。全身皮肤及巩膜无黄染，心肺无异常。腹平坦，未见腹壁静脉曲张，腹软，无压痛、反跳痛及肌紧张，肝脾未触及，未及包块。Murphy征阴性，麦氏点无压痛，肝肾区无叩痛，移动性浊音阴性，肠鸣音5次/分。双下肢无水肿。

（三）辅助检查

初步实验室检查（下划线为异常升高者）：肝功能：谷丙转氨酶16U/L，谷草转氨酶23U/L，总胆红素13.6μmol/L，直接胆红素1.9μmol/L，γ-谷氨酰转肽酶

102U/L，碱性磷酸酶 156U/L。余血常规、肿瘤标志物、肾功能等其他检验均未见异常。

初步影像学检查：MRCP（病例 13 图 1）：胆总管囊状扩张，最宽处达 18mm，胰头区胰管局限扩张，壶腹部病变？胆囊管小结石。

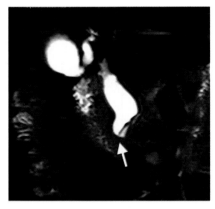

病例13图1　MRCP

显示胆总管囊性扩张，胰头部胰管轻度扩张，壶腹部似呈截断状，怀疑占位？

（四）诊断

胆总管扩张原因待定：

先天性胆总管囊肿可能性大；

十二指肠乳头病变？

胆石症

（五）诊疗经过

入院后完善术前检查，择期行 ERCP，术中见壶腹部未见异常，造影见胆总管梭型扩张，最宽处约 2.5cm，胆胰管汇合处呈 B-P 型汇流异常，术中抽吸胆汁化验淀粉酶浓度为 39 431U/L，明显异常升高，予以乳头小切开后置入 7.5Fr 鼻胆管，引流畅，退镜（病例 13 图 2，病例 13 图 3）。诊断：Ⅰ 型胆总管囊肿伴 B-P 型胆胰管汇流异常。术后当日组织医学多学科专家会诊，认为患者诊断明确，应进一步行胆囊及胆总管切除术预防胆系癌变，择期外科手术治疗，行腹腔镜下胆总管囊肿切除、胆肠 Roux-en-Y 吻合及胆囊切除术。术中切除的胆总管囊肿直径 2cm，长 5cm。术后病理：胆囊管部分黏膜糜烂伴修复性反应，管壁灶状胶原纤维增生，胆囊颈部、体部及底部散在灶状黏膜内淋巴细胞浸润，结合临床，符合胆胰管汇流异常继发改变；胆管明显扩张，大部分黏膜表面上皮消失，局灶黏膜糜烂伴上皮修复性反应，胆管壁内多量胶原纤维增生，与少许平滑肌组织和网状纤维交织，结合临床，符合胆胰管汇流异常改变。

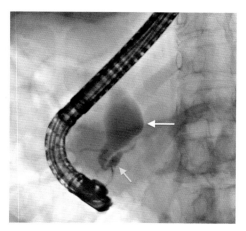

病例13图2　ERCP

　　显示明显呈梭状扩张的胆总管和轻度扩张的胰头部胰管，并进一步提示 B-P 型胆胰管汇流异常。

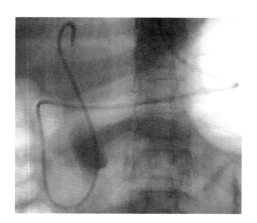

病例13图3　ERCP术后引流胆道以避免术后胆管炎

（六）随访

状态良好，症状明显缓解，当地生化检查无异常。

二、病例分析

　　患者中年女性，慢性病程，反复发作，近期加重。临床表现为间断发作的上腹部坠胀感，不伴有发热、黄疸、腹泻等其他症状，因此症状本身缺乏特异性，可能由肝胰胆疾病、胃部疾病、甚或功能性疾病所致。此时影像学检查给诊断提供了重要线索，高度提示为先天性胆总管囊性扩张症，结合外院及我院的影像学检查均提示壶腹部可疑结节占位，因此有进一步行 ERCP 明确诊断的必要性，ERCP 检查不但基本除外了壶腹部占位，而且进一步明确了胆总管扩张症的类型和是否合并胆胰管汇流异常，为进一步手术治疗提供了重要依据，术后病理和术前诊断吻合。

三、疾病和相关诊治技术介绍

1. 概述　胆总管囊肿，又称先天性胆总管囊性扩张症，是由于各种原因导致的胆总管和（或）肝内胆管的囊状扩张，临床以腹痛、腹部包块及黄疸为主要症状。1723 年，Vater 和 Ezler 首次对该病进行了描述。本病可发生于任何年龄，好发于婴幼儿，男女比例约为 1∶4，大部分患者在 10 岁以下发病。西方国家发病率低，为 1/（13 000 ～ 15 000），但在亚洲地区较多见，日本高达 1/1000，我国一项大宗研究资料显示，该病占同期入院 ERCP 总数的 1.0%，其中 30 岁以下占 63.3%。该病常和胆胰管汇流异常并存，胆管癌是最常见的恶性并发症。一旦明确诊断应积极手术治疗。

2. 病因及发病机制　目前病因并不完全明确，主要有以下学说：①胆胰管汇流异常学说：最早由 Babbitt 于 1969 年提出，经过多年的观察研究，目前已经公认胆胰管汇流异常是该病的主要病因之一。Komi 等报道 654 例胆总管囊肿，合并汇流异常者占 92.2%，甚至有学者认为胆管囊肿几乎 100% 合并汇流异常。这种汇流异常导致胰液反流入胆管，被激活的胰酶损伤胆总管壁，导致内膜破坏和纤维性变，胆总管开口狭窄而胆管壁薄弱最终导致胆总管囊性扩张，诱发癌变；②胚胎发育学说：有学者提出胚胎早期胆管上皮增生不平衡，空泡化不均匀，远端狭窄，近端管壁脆弱形成囊肿。也有学者提出其发病机制与先天性巨结肠或先天性巨输尿管相似；③先天和后天因素：先天的胆管壁薄弱，加上后天种种原因造成的胆管内高压；④其他假说：如出生前后的病毒感染性胆管炎、子宫内胆管破裂等。

3. 病理　该病的病理改变特征为胆总管的一段呈囊样扩张，好发于胆总管中上部，表面光滑或与周围脏器粘连，囊内含暗绿色浓缩胆汁，若伴有感染，则囊壁有炎性渗出物附着并可有溃疡形成。镜下所见：囊壁由胶原纤维和一些弹力纤维构成，可有水肿及淋巴细胞浸润，壁内多半没有上皮被覆，已无典型的胆管黏膜。囊壁的炎症反应随年龄的增长而加重，严重时可发生囊肿周围炎。肝内囊肿的炎症反应往往较肝外更为严重，病程长者可发生结石、胆管炎、胆汁性肝硬化和癌变等不良后果。狭窄部胆总管呈环形狭窄，上皮细胞有不同程度的脱落，而且可见上皮细胞复层化，这一改变被认为是癌变的基础。

4. 临床表现　腹痛、黄疸和腹部包块为本病的三个基本症状，称为"三联征"，是诊断的重要线索，但并非三种症状同时存在，往往仅有 2 种或 1 种症状，故而容易造成误诊和漏诊。文献报道各单项症状的比例约为：腹痛 95.1%、黄疸 48.8%、腹部包块 26.8%、发热 54.9%。国内的一项研究数据显示：在 139 例患者中，同时具有三联征者仅 17 例。

5. 诊断　虽然在急性发病时可以有血常规、肝功能及淀粉酶等指标的异常，但诊断依赖于影像学资料。B 超、CT、MRCP、放射性核素扫描及 ERCP 均可根据具体情况选择，偶尔也需要经皮肝穿刺胆管造影（PTC）或术中胆道造影协助诊治。由于影像学技术的不断进步，目前 MRCP 已经取代 ERCP 成为诊断该病的首选，但对于诊断不明和需要紧急内镜下治疗的患者，ERCP 仍然不可替代。

根据影像学改变，该病有多种分型方法，目前普遍采用 Todani 修订的 Alonsolej 分型法，具体如下：Ⅰ 型：胆总管囊状扩张；Ⅱ 型：胆总管憩室样扩张；Ⅲ 型：胆总管开口部囊性脱垂；Ⅳ 型：肝内外胆管扩张；Ⅴ 型：肝内胆管扩张（Caroli 病）。其中 Ⅰ 型、Ⅲ 型和 Ⅳ 型又可以根据异常结构的具体变化特点和组合进一步分为若干亚型。

6. 鉴别诊断　如果有典型的临床表现及影像学资料，诊断并不困难，但如果仅有其中一种或两种临床表现，应注意和消化性溃疡、急性肝炎、急性胰腺炎、胆总管结石及累及消化系统的恶性肿瘤等疾病相鉴别。

7. 治疗　一旦明确诊断，应积极手术治疗。对于 Todani Ⅰ 型、Todani Ⅱ 型、Todani Ⅲ 型及 Todani Ⅳ b 型的患者，标准的手术方式是完整胆总管囊肿切除 + 肝管空肠 Roux-en-Y 吻合术，这种手术方式降低了胆汁淤积和胆管癌变的发生。但对于 Ⅳ a 型患者还需合并处理肝内病变。Ⅴ 型单发囊肿可切除相应肝段肝叶。Ⅳ a 和 Ⅴ 型多发囊肿可考虑肝移植手术。对于既往有胆总管囊肿手术史的患者，目前认为无论是否有临床症状，均建议立即行囊肿的完整切除 + 肝管空肠 Roux-en-Y 吻合术。

随着治疗性 ERCP 技术的进步，目前认为 Ⅲ 型可以先采用内镜下治疗，但应注意对囊肿内壁的活检以判断有无恶性病变。

8. 预后　该病的胆管癌发病率约为 10%，即使进行了完整的囊肿切除，仍有术后若干年后发生胆管癌的报道。Todani 等报道，既往进行过囊肿内引流手术的患者较无内引流手术者癌变发生率提高 50%，内引流术至癌变的平均时间为 10 年。

四、病例点评

该病例中年女性，虽然影像学是先天性胆总管囊性扩张症的表现，但临床症状不典型，实验室检查也无明显胆红素升高等胆系异常的表现，仅 γ - 谷氨酰转肽酶和碱性磷酸酶轻度升高有所提示，但缺乏特异性，因此应注意和胃部及其他腹部疾病的鉴别诊断。患者外院及我院资料均提示壶腹部占位可能，原因有可能和该型患者多合并胆胰管汇流异常及末端狭窄有关。ERCP 技术在Ⅲ型、诊断不明及合并急性并发症的患者发挥重要诊断和治疗作用。该患者为Ⅰ型，绝大多数合并胆胰管汇流异常，需要行胆总管囊肿切除、胆肠 Roux-en-Y 吻合及胆囊切除术。最后需要特别提到的是：①既往进行过囊肿内引流手术的患者应尽快再次手术完整切除囊肿＋肝管空肠 Roux-en-Y 吻合术；②即使完整切除病变，十数年后仍可能罹患胆管癌，因此定期随诊是必要的。

（撰　写　李　柯　北京大学第三医院消化科）

（审　核　黄永辉　北京大学第三医院消化科）

参考文献

[1]陈建敏，徐泽宽，钱祝银，等.成人先天性胆总管囊肿的诊断和治疗[J].中华消化外科杂志，2012，11（5）：440-443.

[2]Babbit DP.Congenital choledochal cysts：new etiological concept based on anomalous relationships of the common bile duct and pancreatic duct[J].Ann Radiol，1969，12（3）：231-240.

[3]许国铭，李兆申.胆道疾病–内镜诊断与治疗学[M].上海：上海第二军医大学出版社，2006.

[4]Hae Kyung Lee，Seong Jin Park，Bum Ha Yi，et al.Imaging Features of Adult Choledochal Cysts：a Pictorial Review[J].Korean J Radiol，2009，10（1）：71-80.

[5]Todd H.Baron，Richard A.Kozarek，David L.Carr-Locke，et al.ERCP（Third Edition）[M].ELSEVIER，2019.

[6]Todani T，Watanabe Y，Toki A，et al.Carcinoma related to choledochal cysts with internal drainage operations[J].Surg Gynecol Obstet，1987，164（1）：61-64.

病例14

Ⅲ型胆总管囊肿的内镜治疗

一、病历摘要

（一）基本信息

患者女性，38岁。

主诉： 间断上腹痛6个月，发现十二指肠降部隆起10天。

现病史： 患者6个月前无明显诱因出现上腹痛，胀痛，持续性加重，无放射痛，膝胸位疼痛可减轻，伴恶心、呕吐，呕吐后腹痛无明显缓解，体温最高39.8℃。于外院查淀粉酶、脂肪酶明显升高，腹部超声示胰腺水肿，以急性胰腺炎予以禁食、补液、抑酸、抑制胰酶分泌和抗感染治疗。10天前禁食油腻食物后再发上腹痛，性质同前。胃镜提示十二指肠乳头肿大，超声内镜提示十二指肠降部隆起为胆总管末端囊肿可能，伴胆泥形成，为进一步治疗入院。

既往史： 无特殊。

个人史： 无特殊。

家族史： 否认家族遗传性疾病。

（二）体格检查

体温36.2℃，心率70次/分，呼吸14次/分，血压110/60mmHg。腹部平软，无压痛，各系统查体无明显异常。

（三）辅助检查

入院化验，淀粉酶117U/L，脂肪酶461U/L。余常规化验未见异常。

腹部CT：急性胰腺炎，胆囊大，十二指肠降段扩张、积液，十二指肠壁水肿。

胃镜检查：十二指肠乳头明显增大，约3.5cm，表面光滑，占据肠腔大部，未见乳头开口，触之软。

超声内镜：十二指肠降段内侧壁黏膜下层见巨大囊性无回声结构，边界清楚，内部伴不规则絮状高回声，最大径约3.3cm，其内未见明确血流信号，考虑为胆总管囊肿（Ⅲ型）（病例14图1至病例14图3）。

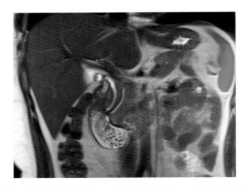

病例14图1　Ⅲ型胆总管囊肿MRI图，可见十二指肠降部巨大囊性病变

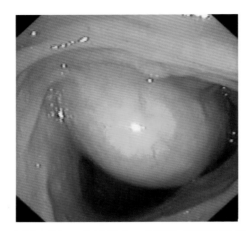

病例14图2　内镜见十二指肠降部囊性隆起

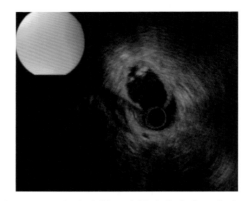

病例14图3　超声内镜示囊性病变内高回声结石影

（四）诊断

复发性胰腺炎；

胆总管囊肿（Ⅲ型）。

（五）诊疗经过

常规准备，应用十二指肠镜进镜至十二指肠降部，应用针刀将囊肿壁全层切开，切开后即可见胆汁流出，并可见大量石榴籽状结石排出，明确为胆总管末端囊肿，行扩大切开，充分暴露囊肿内壁（病例 14 图 4）。

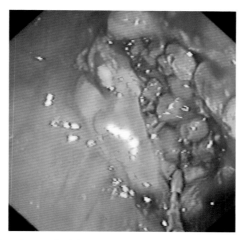

病例14图4　囊肿切开开窗术后，可见大量结石排出

（六）随访

术后长期内镜随访，囊肿消失，囊肿内壁光滑，胆胰管开口及胆胰管全程未见扩张（病例 14 图 5 至病例 14 图 7）。

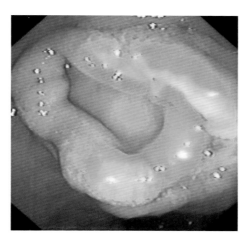

病例14图5　开窗术后1周复查内镜

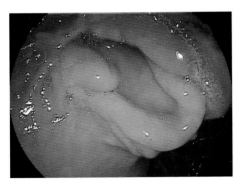

病例14图6　开窗术后4个月复查内镜

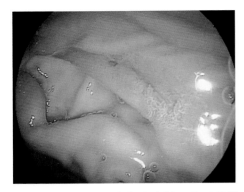

病例14图7　开窗术后3年复查内镜，囊肿黏膜光滑

二、病例分析

Ⅲ型胆总管囊肿是一种非常罕见的胆道先天异常，又称为胆总管末端囊肿，多合并发生胆胰管汇流异常、胆管末端狭窄等，从而引起胰腺炎、胆管炎的发生。胆胰管汇流异常的患者还可因胰液等因素的刺激而发生胆道系统肿瘤。因此对于胆总管囊肿，尤其是Ⅰ型，胆肠吻合术是最佳的治疗方案。由于Ⅱ／Ⅲ型胆管囊肿非常罕见，缺乏相关的治疗经验和预后分析。经内镜胆总管末端囊肿切开术由于创伤下，顺应了内镜治疗超级微创化的理念，作为外科切除的补充手段值得进一步探索。通过内镜下囊肿切开，充分暴露胆管黏膜，使胆汁、胰液的排出更为通畅，从而防止胆管结石、胰腺炎的发生，以及预防胆管肿瘤的发生，但这方面需要更长时间的追踪观察。

三、疾病和相关诊治技术介绍

胆总管囊肿是一种胆道先天发育异常，又名先天性胆管扩张症，多发生于婴幼儿，亚洲国家发病率相对较高。近年来，随着影像医学的迅猛发展，胆管成像越来越清晰，先天性胆总管囊肿的检出率也逐渐增加。

胆总管囊肿的发病机制不详，可能与胚胎时期原始胆管的异常增生、胆胰管汇流异常、胆总管末端狭窄有关，胆总管囊肿合并胆胰管汇流异常的比例可高达90%。胆总管囊肿的表现很多，目前常用的分型为 Todani 分型，Ⅰ型为胆总管囊状扩张，最常见，又可分为三个亚型，Ⅰa 型为弥漫性胆总管囊状扩张，Ⅰb 型为局限性胆总管囊状扩张，Ⅰc 型为弥漫性胆总管梭形扩张。Ⅱ型为肝外胆管憩室。Ⅲ型为胆总管末端囊肿。Ⅳ型为肝内外多发囊肿，又可以分为两个亚型，Ⅳa 型为肝内外胆管多发囊肿，Ⅳb 型为肝外胆管多发性囊肿。Ⅴ型为肝内胆管单发或多发囊肿，即 caroli 病。Ⅲ型胆总管囊肿非常罕见。

胆总管囊肿的诊断主要依赖于影像学，如超声、MRI 及 CT，各有优缺点，超声适合于婴幼儿，简单易行，无辐射。对于Ⅲ型胆总管囊肿的诊断相对困难，多表现为十二指肠降部内的病变，检查前胃肠道准备不佳时很难显示清晰，主要依赖于超声内镜和 ERCP，可以清晰地显示与胆管相通的囊性病变及胆石。

胆总管囊肿的癌发生率明显要高，且随着年龄的增长而增长，而且囊肿切除术仅可以解除相关临床症状，但并不能减少癌变的发生率，胆总管囊肿-十二指肠吻合和胆总管囊肿-小肠吻合等内引流方式则有可能会增加胆管癌变的发生率，故术后长期随访非常重要。如果发生癌变，预后都很差，平均生存期 6 个月。

目前胆总管囊肿切除、胆肠吻合是治疗胆总管囊肿的首选术式，可明显减少胆管炎、胰腺炎等发生率，而且有可能预防癌变的发生。囊肿的内外引流，如经皮肝穿刺胆道引流术（PTCD）、ERCP 仅用于急性期的紧急处理，解除胆道梗阻，择期仍需手术治疗。但Ⅲ型胆总管囊肿略有不同，由于其位于十二指肠内，可以通过开窗术的原理建立囊肿与肠道的通路，将囊肿内壁完全暴露在十二指肠内，一方面解决了胆汁引流问题，治疗胆管炎；另一方面还可以减少胰液蓄积所致的长期高浓度的胰液化学刺激，预防癌变的发生。

四、病例点评

Ⅲ型胆总管囊肿是一种非常罕见的胆总管囊肿亚型，通过内镜于十二指肠内直接开窗的方式，将囊肿内壁完全暴露于十二指肠，消除囊状结构，即可以保证胆汁引流通畅，预防胆管炎的发生，又可以减少胰液异常刺激，防止囊肿癌变的发生，但需要密切随访。

（撰　写　张耀朋　北京大学第三医院消化科）

（审　核　黄永辉　北京大学第三医院消化科）

参考文献

[1]张轶群，姚礼庆.先天性胆总管囊肿的诊治进展[J].中国内镜杂志，2001，7（3）：34-37.

[2]Todani T，Wantanabe Y，Narusue M，et al.Congenital bile duct cysts：Classification，operative procedures，and review of thirtyseven cases including cancer arising from choledochal cyst[J].Am J Surg，1997，134（2）：263-269.

[3]Fad R，Maram B，Yusra A.Congenital common bile duct cyst[J].Journal of Pediatric Surgery Case Reports，2019，43：8-10.

[4]Jablonska B.Biliary cysts：etiology，diagnosis and management[J].World J Gastroenterol，2012，18（35）：801-810.

导管内乳头状黏液性肿瘤IPMN

一、病历摘要

（一）基本信息

患者男性，39 岁。

主诉：间断腹痛 8 个月，加重 2 个月。

现病史：患者 8 个月前无明显诱因出现腹痛，为脐周隐痛，无规律，进食后略明显，无放射，可耐受，不伴发热、皮肤黄染、恶心、呕吐及腹泻。至当地医院查血脂肪酶 972U/L，血淀粉酶 54U/L，血常规、生化基本正常，予以抑制胃酸治疗，腹痛缓解。7 个月前于当地行腹部增强 CT 提示胰管扩张，胰管内积气，原因待查。MRCP 提示主胰管囊性病变，考虑混合型导管内乳头状黏液性肿瘤（intraductal papillary mucinous neoplasm，IPMN）合并胰腺炎可能。未予特殊诊治。2 个月前腹痛加重，脐周及右上腹痛，放射至后背，针灸治疗症状有所缓解。为求进一步明确诊断及治疗收入我院。自发病以来，患者食欲可，精神状态欠佳，大小便如常，体重下降 14kg。

既往史：7 年前痔疮手术。否认肝炎、结核病史，否认高血压、心脏病、糖尿病史，否认精神疾病史，否认外伤输血史，否认食物药物过敏史。

个人史：无特殊。

家族史：无特殊。

（二）体格检查

体温 37.0℃，脉搏 60 次 / 分，呼吸 16 次 / 分，血压 132/88mmHg。一般情况尚可，神清精神可，皮肤巩膜无黄染。双肺呼吸音清晰，未闻及干湿啰音，无胸膜摩擦音。心前区无隆起，心尖冲动正常，心律齐，各瓣膜听诊区未闻及杂音。腹平坦，未见腹壁静脉曲张及胃肠型蠕动波，腹软，无压痛、反跳痛及肌紧张，肝脾未触及，未及包块。Murphy 征阴性，麦氏点无压痛，肝肾区无叩痛，移动性浊音阴性，肠鸣音正常，4 次 / 分。双下肢无水肿。

（三）辅助检查

入院后腹腔增强 CT：胰头饱满，可见不规则形低密度影，大小约

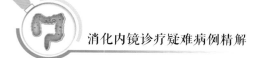
42.2mm×24.9mm，增强扫描以边缘强化为著，主胰管扩张。病变与十二指肠分界不清，周围脂肪间隙模糊，可见淋巴结。十二指肠降段局部可见环形强化结节影（病例 15 图 1）。

——十二指肠降段、胰头区病变，性质待定。

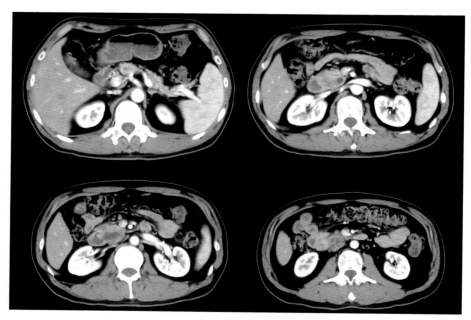

病例15图1　腹腔增强CT提示胰头不规则低密度影

MRCP：胰腺萎缩，胰管增宽，胰头部见不规则形囊性信号，约 4cm，内见条片状低信号，与胰管及肠腔相通，其头侧似见壶腹结构（病例 15 图 2）。

——胰腺 IPMN？恶性可能，局部肠瘘形成？

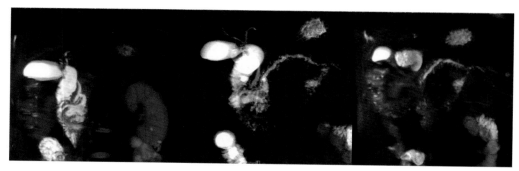

病例15图2　MRCP提示胰头不规则囊性信号

实验室检查：血常规：白细胞 6.92×10^9/L，血红蛋白 146g/L，血小板 196×10^9/L。凝血功能正常。血 CA19-9 52.461U/ml。血生化正常。血淀粉酶 46U/L，血脂肪酶 110U/L。

（四）诊断

胰腺占位，性质待定—IPMN？

（五）诊疗经过

扇扫超声内镜：体尾部胰管扩张，约 4.4mm，管壁较光滑，未见明显壁结节改变，沿胰管向胰头部缓慢扫查，见胰头部巨大囊性无回声病变，直径约 4.5cm，壁明显不规则增厚，并可见不规则壁内结节影，最大直径约 1.2cm。扫查胆管未见明显异常（病例 15 图 3）。

—IPMN，恶性可能。

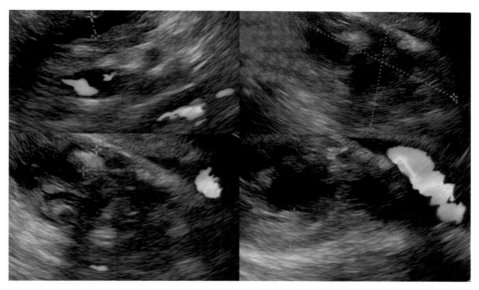

病例15图3　超声内镜胰头囊性无回声区，可见壁内结节影

内镜下逆行胰胆管造影术：十二指肠镜至十二指肠降段，于内侧缘见主乳头肿大，开口可见胶冻样黏液堵塞，开口下方可见一瘘口，并有大量胶冻物堵塞。经乳头导丝反复尝试难以深插至体尾部胰管，再经瘘口反复尝试导丝成功插至胰尾部，造影显示胰体尾部胰管扩张，约 4mm，其内未见明显充盈缺损，头颈部胰管结构破坏，胰管内置入 7Fr×9cm 胰管塑料支架。更换超细内镜，一次性圈套器牵拉辅助下，成功经瘘口进入胰腺囊性病变内，见囊壁绒毛样改变，伴有结节样不平，取活检送病理（病例 15 图 4）。

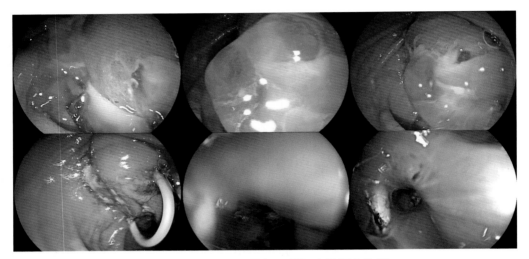

病例15图4　ERCP及经口超细内镜探查胰管

病理结果：送检组织可见腺体呈乳头状增生，部分腺上皮核具有中－重度异型性，符合导管内乳头状黏液性肿瘤（IPMN）。

（六）随访

置入胰管支架后腹痛症状有所缓解。恶性 IPMN 诊断明确，建议手术治疗，患者不同意手术，自行中医治疗。

二、病例分析

病例特点：

1. 年轻男性。

2. 慢性病程。

3. 影像学检查（CT、磁共振、超声内镜及 ERCP）均提示 IPMN 恶性可能，应用超细内镜实施直接经口胰管镜技术，对于胰腺囊肿壁内结节进行直视下活检，病理证实恶性 IPMN。

4. 胰腺囊性肿瘤临床少见，占胰腺囊性病变的 10%，占胰腺肿瘤的 1%。常见类型包括黏膜性囊性肿瘤、浆液性囊腺瘤、乳头状囊性瘤、囊性胰岛细胞瘤、导管内乳头状黏液性肿瘤（intraductal papillary mucinous neoplasm，IPMN）等。

浆液性囊腺瘤（SCN）定义由富含糖原的导管型细胞组成的囊性上皮性肿瘤。上皮可产生类似血清的水样液体。老年妇女多见，临床症状常不明显。平均发病年龄 66 岁，70% 为女性，浆液性囊腺瘤外观分界清楚，切面呈蜂窝状或海绵状，由无数小囊构成，囊肿内衬非黏膜性含糖原丰富的单层扁平或柱状上皮，无异型性，骨髓细胞糖原染色（PAS）阳性，腔内含浆液性液体。均为良性病变。罕有病例有恶性指征（浆液性囊腺癌）。浆液性囊腺癌生长缓慢，即使进展期的肿瘤经姑息性手术切除也有效。

黏液性囊腺瘤（MCN）是一种黏液生成性肿瘤，起源于胰腺导管高柱状上皮细胞，具有潜在恶性。切面单房或多房，囊腔较大，囊内充满黏液样或胶冻状混浊稠厚液体。起源于末梢胰管，与胰管不相通。可发生于胰腺的任何部位，但以胰腺体、尾部较多见。黏液性囊腺瘤好发于中年女性，年龄为 49 ～ 63 岁，男女比例约为 1 ：3。从组织学角度，MCN 和 IPMT 同属胰腺黏液性癌前病变，其囊液特征与 IPMT 相同。囊腺瘤和囊腺癌单从影像学表现上不易鉴别，均表现为多巨囊型，主要以病理上细胞分化程度来确定。囊腺癌病理进程缓慢，恶性程度较低。

IPMT 是指由胰管内分泌黏蛋白的上皮细胞乳头状增生而形成的一类胰腺肿瘤。是一种癌前病变，发展速度很慢（15 ～ 20 年），50% 的患者可能发展成为浸润性胰腺癌。

三、疾病和相关诊治技术介绍

IPMN 是指由胰管内分泌黏蛋白的上皮细胞乳头状增生而形成的一类胰腺肿瘤。特点为：①弥漫性或局部胰管囊性扩张（没有梗阻性病变）；②导管内产生黏液的细胞乳头状增生；③胰管开口扩大并大量黏液溢出。

IPMN 分为主胰管型（MDT 占 75%）、分支胰管型（BDT）及混合型。大多数主胰管型发生在胰头，潜在的恶性倾向大。分支胰管型发生于更年轻的患者，常见于钩突部，也可在胰尾。组织学上，根据上皮细胞的异型程度分为腺瘤型（轻度异型）、交界型（中度异型）和腺癌（重度异型）浸润性或非浸润性。男性多见，60 ～ 70 岁。大多数伴有长期的复发性急性胰腺炎或由于黏液栓堵塞胰管导致慢性梗阻性胰腺炎的症状。

ERCP 诊治要点：①乳头开口扩大呈"鱼眼"征并伴有黏液溢出；②主胰管弥漫性或局部扩张，不伴有梗阻性病变，累及或不累及分支胰管；③分支胰管型可见分支胰管呈囊状扩张，并可伴有主胰管扩张；④常见由于黏液栓或壁内结节所致的充盈缺损；⑤诊断：通过抽吸或刷检进行细胞学检查；⑥治疗：清除胰管内阻塞的黏液栓。

CT 和 MRI 判断胰腺病变、血管浸润情况和转移病变。MRI 灌注成像（MRP）对于壁内结节和黏液栓的鉴别以及判断主胰管病变范围优于 ERCP，但对于判断分支胰管异常以及获得组织学标本，治疗方面逊于 ERCP。

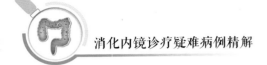

超声内镜（EUS）诊断要点：①节段性或弥漫性主胰管扩张；②管壁内结节（MDT-IPMN）或多发小囊肿（5 ~ 20mm，BDT-IPMN）；③恶性特征—主胰管 > 10mm（MDT-IPMN）；囊性病变 > 40mm 伴壁厚不规则（BDT-IPMN）；壁内结节 > 10mm；细针穿刺壁内结节获取病理。

对于怀疑 IPMT 的患者应首先 CT 或 MRI/MRCP 检查。不确定者进一步行 ERCP、EUS、胰管镜等检查。手术是 IPMN 重度异型或癌唯一的治疗方法。早期 IPMN 以及经手术切除的癌，全部患者 3 年生存率达 60% ~ 80%。一些研究表明 IPMN 患者患胰外恶性肿瘤的危险性增加，最常见胃腺癌和结直肠癌，原因不清。故 IPMN 患者应行胃镜和结肠镜的检查。

四、病例点评

本病例通过各种影像学检查，包括 CT、磁共振都倾向 IPMN 诊断，入院后再行 EUS 及 ERCP，发现了较典型的恶性 IPMN 的征象，最后应用超细内镜行经口胰管镜检查，直视下活检而明确诊断。本病例应用了我科原创实用新型专利《经口超细内镜胆胰管检查辅助装置》，采用超细内镜取代 spyglass（胆道子镜）直视下观察胰管病变，并精准活检。与 spyglass 相比较其优势在于价格便宜，等同于普通内镜取活检，且超细内镜直视下影像更清晰，取材更精准，活检钳可以取到足够大的组织块，大大提高了活检阳性率。

（撰　写　常　虹　北京大学第三医院消化科）
（审　核　黄永辉　北京大学第三医院消化科）

参考文献

[1]黄永辉，常虹，姚炜，等.圈套器辅助超细胃镜实施经口直接胆道镜技术的初步应用[J].中华消化内镜杂志，2015，32（2）：86-88.

[2]Tanaka M，Chari S，Adsay V，et al.International consensus guidelines for management of intraductal papillary mucinous neoplasms and mucinous cystic neoplasms of the pancreas[J].Pancreatology，2006，6（1-2）：17-32.

[3]Longnecker DS.Observations on the etiology and pathogenesis of intraductal papillary-mucinous neoplasms of the pancreas[J].Hepatogastroenterology，1998，45（24）：1973.

[4]Farrell JJ，Brugge WR.Intraductal papillary mucinous tumor of the pancreas[J]. Gastrointest Endosc，2002，55：701.

[5]Serikawa M，Sasaki T，Fujimoto Y，et al.Management of intraductal papillary- mucinous neoplasm of the pancreas：treatment strategy based on morphologic classification[J].J Clin Gastroenterol，2006，40（9）：856.

[6]Aithal GP，Chen RY，Cunningham JT，et al.Accuracy of EUS for detection of intraductal papillary mucinous tumor of the pancreas[J].Gastrointest Endosc，2002，56：701.

[7]Schmidt CM，White PB，Waters JA，et al.Intraductal papillary mucinous neoplasms：predictors of malignant and invasive pathology[J].Ann Surg，2007，246（4）：644-654.

[8]Tanaka M.Clinical Management and Surgical Decision-Making of IPMN of the Pancreas[J].Methods Mol Biol，2019，1882：9-22.

[9]Tanaka M，Fernández-del Castillo C，Adsay V，et al.Common features between neoplastic and preneoplastic lesions of the biliary tract and the pancreas[J]. Pancreatology，2012，12（3）：183-197.

[10]Xu MM，Sethi A.Imaging of the Pancreas[J].Gastroenterol Clin North Am，2016，45（1）：101-116.

[11]Osman H，Jeyarajah DR.Pancreas Cystic Lesions[J].Surg Clin North Am，2020，100（3）：581-588.

胆管内乳头状黏液性肿瘤

一、病历摘要

（一）基本信息

患者马某某，女性，61 岁。

主诉：间断上腹痛 25 年。

现病史：患者 25 年前无明显诱因出现持续性中上腹痛，伴皮肤巩膜黄染，无发热、恶心、呕吐、腹泻。就诊于外院行超声提示：右肝内胆管多发结石并扩张。进一步行经皮肝穿刺胆管造影（PTC）：胆总管下段多发 X 线阴性结石，胆总管、胆管内见蛔虫，胆总管、右肝管起始部狭窄可能。外院给予胆囊切除术＋肝右叶上段切除＋胆总管切开取石＋T 管引流后症状缓。同时术后发现肝内胆管结石，予胆道镜取石治疗。16 年前患者再次发作类似症状，就诊于外院，超声提示肝内外胆管结石，予解痉、消炎等保守治疗后好转。8 年前上述症状再次发作，就诊于外院行 ERCP 取石治疗。2 周前我院体检超声提示：肝内可见强回声，沿胆管走形分布——结石？积气？肝内部分胆管增宽，最宽 0.9m。胆总管宽约 2.6cm，扩张胆总管内可见层状强回声，范围约 4.3cm×1.0cm——胆泥淤积可能。为进一步诊治于我院普外科门诊就诊，查血谷丙转氨酶、谷草转氨酶、碱性磷酸酶、谷氨酰转肽酶、总胆红素升高，MRCP 示：胆管结石，肝内外胆管扩张；胰管轻度扩张，壶腹部病变待排。腹部增强 CT 示：部分肝脏及胆囊切除术后改变，残存肝内外胆管扩张，胆管内病变，占位？普外科予保肝治疗并建议消化科就诊。患者后于我科就诊，现为进一步诊治入我科，患者发病以来精神、食欲可，大小便无明显异常，体重无明显变化。

既往史：50 年前患蛔虫病。31 年前因甲状腺结节行左侧甲状腺部分切除术。15 年前行阑尾切除术。25 年前行手术时曾输血 200ml。

个人史：无特殊。

家族史：否认家族性遗传病史。

（二）体格检查

体温 36.5℃，脉搏 82 次 / 分，呼吸 18 次 / 分，血压 139/85mmHg。全身皮肤黏

膜无黄染，无肝掌、蜘蛛痣。全身浅表淋巴结无肿大。双肺呼吸音清晰，未闻及干湿啰音，无胸膜摩擦音。心律齐，各瓣膜听诊区未闻及杂音。腹平坦，无腹壁静脉曲张，腹部柔软，无压痛、反跳痛，腹部无包块。肝脏未触及，脾脏未触及，肾脏无叩击痛，无移动性浊音。肠鸣音正常，4 次 / 分。

（三）辅助检查

血生化：谷丙转氨酶 250U/L，谷草转氨酶 112.0U/L，总胆红素 28.2μmol/L，直接胆红素 8.0μmol/L，总胆汁酸 29.7μmol/L，碱性磷酸酶 229.0U/L，谷氨酰基转移酶 676.0U/L。

腹部 CT：部分肝脏及胆囊切除术后改变，残存肝内外胆管扩张，胆管内病变，占位？请结合临床及其他检查，必要时进一步检查；左肾结石。

MRCP：肝脏、胆囊术后改变，请结合临床病史；胆管结石，肝内外胆管扩张；胰管轻度扩张，壶腹部病变待排；双肾囊肿；右肾错构瘤。

（四）诊断

胆管内占位性病变性质待查：

　　结石？

　　肿瘤？

肝右叶切除术后；

胆囊切除术后；

阑尾切除术后。

（五）诊疗经过

患者入院后完善相关检查，血常规、尿常规、便常规、凝血功能、术前免疫八项、肿瘤标志物未见明显异常，血生化：谷丙转氨酶 121.0U/L，谷草转氨酶 25.0U/L，总胆红素 18.7μmol/L，直接胆红素 3.3μmol/L，碱性磷酸酶 182.0U/L，谷氨酰基转移酶 429.0U/L。

结合患者病史及化验检查结果，考虑患者胆管结石诊断明确，予行 ERCP，术中见：食管、胃腔通过顺利，于十二指肠降段内侧找见主乳头，乳头呈乳头型，开口呈裂口状，乳头上方可见胆瘘形成，开口直径 1.0cm，内可见晶莹略黏稠液体；导丝引导下乳头切开刀胆管插管成功；注射造影剂见胆管明显扩张，直径约 3.5cm，其内可见巨大柱状充盈缺损影，约 3.5cm×6cm。乳头切开刀行胆管乳头切开约 0.1cm，从瘘口插入取石网篮反复拖拉，取出大量黏冻状物，置入 8.5Fr 鼻胆管，位置良好，退镜。诊断：胆总管明显扩张并内部巨大胶冻状充盈缺损，黏液瘤？其他？胆瘘形成；十二指肠镜逆行胰胆管造影（ERC）＋十二指肠镜下乳头括约肌切开术（EST）＋内镜鼻胆管引流术（ENBD）；内镜下胆道清理术（病例 16 图 1）。

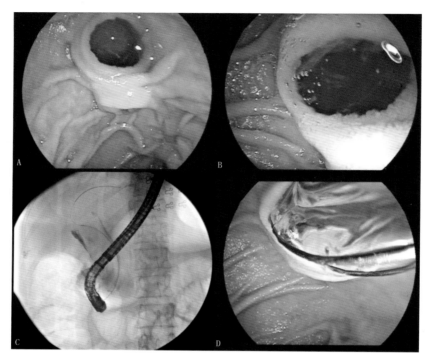

病例16图1　ERCP术中所见

A、B：胆瘘口见大量胶冻样物质；C：造影提示胆管内巨大柱样充盈缺损；D：网篮拖拉见大量胶冻样物质。

结合患者ERCP结果，考虑胆管内乳头状黏液性肿瘤，再次行超声内镜＋超细内镜胆道探查，超声内镜见：扇扫超声进镜，行胆道探查，见胆管明显扩张，约2.5cm，可见多发大小不等稍高回声不规则结节，最大者约1.5cm。诊断结论：胆管内结节（病例16图2）。

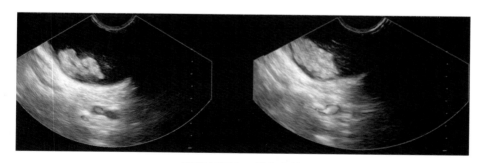

病例16图2　超声内镜

进一步行胆道探查：应用球囊带导丝行胆道黏膜清理术后，超细内镜进镜，见胆管壁粗糙，胆管腔内大量略浑浊黏冻样物质，至肝总管见乳头样肿物，大小约

1.5cm，表面呈绒毛状，血管增粗迂曲，活检质地软。诊断结论：胆管乳头样病变性质待定？（病例16图3）。

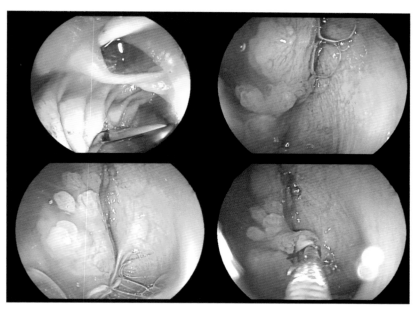

病例16图3　胆道镜可见肝总管处乳头样肿物

术后病理回报：（胆管结节 ×4，胆管壁不平 ×1）导管内乳头状黏液性肿瘤（IPMN），局灶高级别。考虑患者胆管内乳头状黏液性肿瘤诊断明确，经与普通外科联合讨论后考虑患者存在行外科手术治疗指征。

后患者出院，于外院普外科行联合肝段切除术＋肝门部胆管癌根治术：术中切开中段胆管见管腔内充满质软的乳头颗粒样团块及胶冻样液体，术中胆道镜探查见胆总管远侧终末段管腔黏膜正常，左肝管扩张但管腔内黏膜正常，右肝管起始部及尾状叶胆管管腔黏膜呈绒毛状改变，术中行肝外胆管及残余右肝前叶及尾状叶切除及胆肠吻合术。病理回报：（胆总管）胆管导管内乳头状肿瘤伴高级别上皮内瘤变，肿瘤大小 4cm×2.5cm×1cm，周围胆管上皮局灶呈低－高级别胆管上皮内瘤变，局灶可见中级别胆管上皮内瘤变紧邻胆管烧灼缘。（肝右前叶）胆管导管内乳头状肿瘤伴高级别上皮内瘤变，部分肝细胞淤胆，淋巴结反应性增生。

（六）随访

患者于门诊随访，目前状态良好，无不适主诉。

二、病例分析

患者中年女性，慢性病程，主要表现为间断上腹痛25年，既往曾行胆囊切除

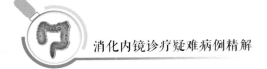

术＋肝右叶上段切除＋胆总管切开取石＋T管引流。本次入院查体未见明显异常，化验肝功能见谷丙转氨酶、谷草转氨酶、碱性磷酸酶、谷氨酰转肽酶、总胆红素升高，影像学检查提示肝内外胆管扩张、胆管内病变、胆管结石。

本患者反复出现上腹痛，反复就诊于医院，检查提示胆管结石，本次再次发作上腹痛，化验见转氨酶及胆红素升高，影像学检查提示肝内外胆管扩张，胆管内病变，胆管结石，因此仍首先考虑本次发病由胆管结石所致可能性大，考虑患者存在行内镜下治疗指征，因此予患者行ERCP治疗。

患者首次行ERCP时见乳头上方胆瘘形成，内可见晶莹略黏稠液体，胆管造影见巨大柱状充盈缺损影，取石球囊从瘘口内拖拉出大量黏冻样物，考虑为胆管内乳头状黏液膜瘤（IPMN-B）分泌黏液阻塞胆管可能。本病最主要特征是肿瘤分泌黏液，胆管内大量黏液积聚导致胆管梗阻，继发胆管广泛性扩张或局限性囊性扩张。本患者临床表现与此基本相符，予患者留置鼻胆管拟留取引流液进一步送常规、生化、找肿瘤细胞等明确黏冻样物性质，但因术后持续无引流，未能送检。

因考虑患者IPMN-B可能性大，首先通过超声内镜探查胆道，该检查相比于传统的MRCP或CT对胆道内的病变更为敏感，且相比于直接内镜探查胆道创伤小，因此在内镜检查前首先行超声内镜评估，见胆管内多发结节。通过超细内镜探查胆道来进一步明确，通过内镜探查胆道，可以直观地发现黏液和胆管壁乳头状结节或突起，还可以进行组织活检，明确病变部位、范围及性质，以帮助确定下一步治疗计划。本患者内镜探查胆道见肝总管处乳头样肿物，大小约1.5cm，表面呈绒毛状，病理回报为导管内乳头状黏液性肿瘤（IPMN），局灶高级别。考虑患者IPMN-B诊断明确。

由于IPMN-B为癌前病变，因此，一旦确诊均应行外科手术治疗，同时外科手术也是唯一可根治本病的治疗手段。本患者经与普通外科联合讨论后考虑存在行外科手术指征且无明确手术禁忌，从消化科出院行外科手术治疗。

三、疾病和相关诊治技术介绍

1. 概述　胆管内乳头状肿瘤（IPNB）是一类少见的胆道上皮来源的肿瘤，世界卫生组织（WHO）在2010年消化系统肿瘤分类中将IPNB作为一组独立的疾病列出，其在胆道内呈乳头状生长，可发生于胆道系统的任何位置，但常见于肝门部及左肝。IPNB病理类型多种多样，从低级别异型增生到侵袭性恶性肿瘤均有可能出现。此外，约1/3的IPNB具有分泌黏液的功能，称为胆管内乳头状黏液瘤（intraductal papillary mucinous neoplasm of the bile duct，IPMN-B）。

2. 流行病学　IPMN-B作为一种罕见疾病，其具体的患病率目前尚不明确，其相比于胰腺乳头状黏液瘤（intraductal papillary mucinous neoplasm of the pancreas，IPMN-P）更为少见。本病多见于东亚地区如韩国、日本、中国台湾等，可能是由于这些地区肝内胆管结石及肝吸虫病的发病率较高有关。同时本病多见于 50 ~ 70 岁，而男女发病率则基本相同。

3. 病因及发病机制　目前 IPMN-B 的发病机制尚不明确，目前认为肝内胆管结石及胆石症其最主要的危险因素是肝内胆管结石及肝吸虫病，不过也有研究指出这一危险因素主要存在于亚洲人群中，而在西方人群中则没有见到明显相关性，提示除了上述两种危险因素外，种族和环境因素也会影响本病的发生。除此之外，原发性硬化性胆管炎、胆道畸形如胆总管囊肿、家族性腺瘤性息肉病及加德纳综合征也可能与本病的发生相关。

4. 临床表现　IPMN-B 的常见临床表现包括右季肋部疼痛，这可能是由于胆道梗阻所致胆管压力升高所致。此外，患者还可由于肿瘤本身、肿瘤坏死脱落的组织及肿瘤分泌的黏膜阻塞胆管而导致急性胆管炎及梗阻性黄疸。由于黏膜可能从胆道中排出，上述症状可能间断反复发作。此外，部分患者发病初期可完全无症状或仅有腹部胀痛、消化不良等非特异性症状。

5. 分型　IPMN-B 临床可分为三种类型：①囊型：表现为与肝内胆管相连的囊性病变；②胆管扩张型：肿瘤生长于扩张的肝内胆管中；③中间型：表现为与扩张的肝内胆管相连的囊性病变，肝内外胆管中有大量黏液，并伴有实体肿瘤。

此外，IPMN-B 根据病理可分为 4 型：胰胆管型、肠型、胃型和嗜酸细胞型，最常见的为胰胆管型。

6. 辅助检查

（1）实验室检查：IPMN-B 的实验室检查与大多数胆道梗阻性疾病相同，如血谷丙转氨酶、谷草转氨酶、总胆红素、直接胆红素、碱性磷酸酶、谷氨酰转肽酶升高。此外，IPMN-B 患者的血 CA19-9 也有可能升高，这可能是由于胆管阻塞所致胆汁淤积或胆管炎所致，但其在良性病变与恶性病变患者中并无明显差异，因此无法用于鉴别 IPMN-B 是否存在癌变。部分恶性 IPMN-B 患者中可见的血癌胚抗原升高，其可作为 IPMN-B 是否癌变的血清标志物。

（2）影像学检查：腹部超声往往是 IPMN-B 患者所接受的初筛检查，其有时可在胆管内发现息肉样回声、胆管壁增厚及胆管内黏液性回声，但其敏感性较低，且较为依赖检查者的技术水平。CT 及 MRI 相比于超声具有更高的分辨率及对比度，同时可以评估胆管及血管情况，其典型表现为胆管内菜花样肿物沿胆管壁生长，以及肿物近端及远端胆管的动脉瘤样或囊性扩张，不过 CT 与 MRI 往往难以发现胆管内黏液的存在，因为其成像与胆汁基本相同。MRCP 可以显示狭窄及扩张的胆管，但仍难以发现胆管内的黏液。ERCP中胆管内的黏液可能表现为柱状充盈缺损，通过将ERCP及MRCP的结果进行对比有助于发现胆管内黏液的存在。此外，在通过内镜清理胆管内的黏液后，ERCP可显示较大的胆管壁上结节。

（3）内镜检查：十二指肠镜检查被认为是诊断本病最可靠手段，如果直视下发现十二指肠乳头流出大量胶冻样内容物，对于诊断本病具有高度提示意义。胆道镜可以直接观察胆管内肿瘤形态并行病理活检。IPMN-B的经典胆道镜表现为胆道壁上大量叶状，乳头状结构堆积。然而，在IPMN-B处于上游胆管时，往往难以进行充分的观察和取样。

超声内镜对恶性狭窄的诊断的敏感性为25% ～ 91%，特异性为89% ～ 100%。胆管内超声分辨率可达100μm，其诊断胆管恶性狭窄的敏感性为89% ～ 95%，特异性为86% ～ 91%。这些技术可以提供胆管与囊性IPMN-B之间的更精确信息。然而，由于内径的限制，EUS和IDUS难以评价位于肝脏边缘的IPMN-B。此外，其诊断准确性取决于检查者的水平。

7. 诊断　IPMN-B诊断的要点包括是否存在胆道黏液，扩张胆管的分布，以及胆管壁结节的形态、是否强化等。若影像学检查见呈乳头状、菜花状的胆管壁结节合并上下游胆管的扩张，内镜检查见胆汁内大量黏液分泌则可做出初步诊断。本病的最终确诊仍需依赖病理活检。

8. 鉴别诊断

（1）胆管癌：多表现为胆管节段性狭窄伴狭窄段上游胆管扩张，而IPMN-B表现为胆管弥漫性扩张。此外，胆管癌患者合并梗阻性黄疸时，往往会随着肿瘤的生长而持续加重。而IPMN-B患者因黏胆汁可排入肠道而使黄疸呈现波动性。

（2）肝脏黏液性囊腺瘤（MCN）：该疾病多为单房性囊肿，与胆管不相通，无胆管扩张。而IPMN-B则与胆管相通，并伴有胆管扩张。此外，IPMN-B也缺乏MCN所包含的卵巢样基质。

（3）胆管结石：该疾病可伴随胆管扩张，其易与部分IPMN-B患者伴随胆管结石容易混淆。胆管结石患者胆管腔内不存在结节样乳头状突起等异常，胆管内无黏胆汁。

9. 治疗　IPMN-B为癌前病变，因此一旦诊断IPMN-B，所有患者均应首先考虑手术治疗。手术切除范围取决于病变的位置及程度。根治性手术切除的范围包括病灶所在的肝段、肝叶、半肝等。对于胆道系统存在广泛病变的患者，可能需要行全肝切除联合肝移植以及胰十二指肠切除术。对于肿瘤无法根治性切除或耐受手术的患者，可考虑行姑息性治疗如ERCP内引流、经皮肝穿刺胆道引流术（percutaneous transhepatic biliary drainage，PTBD）外引流，经皮胆道镜激光消融术、胆道镜电凝术等。

10. 预后　相比于其他胆道肿瘤，IPMN-B 的预后较好，手术治疗后的 5 年生存率可达 80%。然而，本病存在一定的复发风险，因此在接受手术治疗后，患者仍需进行长期随访。

四、病例点评

因 IPMN-B 的低发病率以及缺乏典型的临床特征，其临床诊断较为困难，初始往往容易误诊，本患者在初次行内镜治疗时见胆道中有胶冻状黏液才考虑到此病的可能，因此术前的鉴别诊断就十分重要。IPMN-B 为癌前病变，临床考虑本病时因尽快活检明确病理性质，明确诊断后应首选外科手术治疗。

（撰　写　郑　炜　周明新　北京大学第三医院消化科）
（审　核　黄永辉　北京大学第三医院消化科）

参考文献

[1]Wan XS，Xu YY，Qian JY，et al.Intraductal papillary neoplasm of the bile duct[J]. World J Gastroenterol，2013，19（46）：8595-8604.

[2]Park HJ，Kim SY，Kim HJ，et al.Intraductal Papillary Neoplasm of the Bile Duct：Clinical，Imaging，and Pathologic Features[J].AJR Am J Roentgenol，2018，211（1）：67-75.

[3]Takanami K，Yamada T，Tsuda M，et al.Intraductal papillary mucininous neoplasm of the bile ducts：multimodality assessment with pathologic correlation[J].Abdom Imaging，2011，36（4）：447-456.

[4]Tsuyuguchi T，Yuji S，Sugiyama H，et al.Endoscopic diagnosis of intraductal papillary mucinous neoplasm of the bile duct[J].J Hepatobiliary Pancreat Sci，2010，17（3）：230-235.

[5]王鹏飞，陈永亮，王宏光.胆管内乳头状黏膜瘤诊治[J].肝胆外科杂志，2018，26（5）：11-14.

梗阻性黄疸－胆管癌

一、病历摘要

（一）基本信息

患者男性，62岁。

主诉：皮肤巩膜黄染伴尿色加深1个月。

现病史：1个月前患者无明显诱因出现皮肤巩膜黄染，伴尿色加深，无腹痛、腹胀及腹泻，无恶心、呕吐，不伴发热，当地住院检查，查血总胆红素207.8μmol/L，直接胆红素170.5μmol/L，谷丙转氨酶377.7U/L，谷草转氨酶610U/L，γ-谷氨酰转肽酶610U/L，碱性磷酸酶257U/L，尿胆红素3+，尿胆原-。盆腹腔CT提示胆囊增大，胆胰管扩张，胆总管下段占位可能。PET-CT结果显示胆总管起始段及末段代谢增高灶，考虑恶性可能。初步诊断："梗阻性黄疸，胆管癌可能"，于当地行内镜下逆行胰胆管造影（ERCP）及胆管支架置入术，术后皮肤巩膜黄染好转出院。为求进一步明确诊断及治疗收入我院。自发病以来，患者精神欠佳，食欲欠佳，体重下降5kg，大便色如常，小便如前述。

既往史：陈旧性脑梗死史11年。无吸烟、饮酒史。否认肝炎、结核病史，否认高血压、心脏病、糖尿病史，否认精神疾病史，否认手术外伤输血史，否认食物药物过敏史。

个人史：无特殊。

家族史：无特殊。

（二）体格检查

体温36.5℃，脉搏61次/分，呼吸18次/分，血压132/89mmHg。一般情况尚可，消瘦体型，巩膜轻度黄染。双肺呼吸音粗，未闻及干湿啰音，心界不大，心律齐，各瓣膜听诊区未闻及杂音。腹平坦，未见腹壁静脉曲张，腹软，无压痛、反跳痛及肌紧张，肝脾未触及，未及包块。Murphy征阴性，麦氏点无压痛，肝肾区无叩痛，移动性浊音阴性，肠鸣音正常，4次/分。双下肢无水肿。

（三）辅助检查

入院后腹腔增强CT：左肝管、胆总管支架置入影，壶腹区可疑低强化区。胰管扩张，最宽处约 6mm；肝内外胆管积气，胆总管最宽处约 10mm，胆囊内可见游离气体影，胆囊壁厚，胰周可见多发轻度增大淋巴结（病例 17 图 1）。

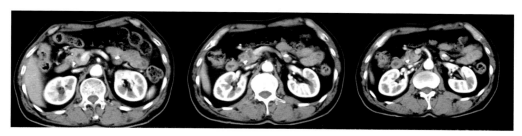

病例17图1　腹腔增强CT提示壶腹区可疑低强化区

MRCP：胆管支架术后，肝外胆管轻度扩张，胆总管胰腺段狭窄，范围约 20mm；胰管增宽，于胰头部截断，局部可疑 DWI 稍高信号，范围约 20mm，壶腹区胆胰管可见，增强未见明确异常强化（病例 17 图 2）。

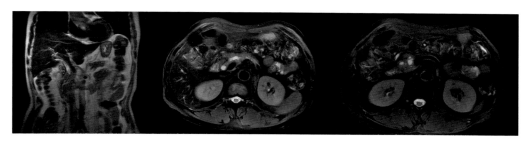

病例17图2　MRCP提示胆总管胰腺段狭窄

实验室检查：血常规：白细胞 5.64×10^9/L，血红蛋白 154g/L，血小板 218×10^9/L。凝血功能正常。血 CA19–9 51.11U/ml。肝功能：谷丙转氨酶 175U/L，谷草转氨酶 68U/L，总胆红素 45.1μmol/L，直接胆红素 11.6μmol/L，γ – 谷氨酰转肽酶 203U/L，碱性磷酸酶 231U/L。

（四）诊断

梗阻性黄疸，原因待查—胆管癌？

（五）诊疗经过

1. 扇扫超声内镜　胰管全程扩张，最宽处约 5mm，胰腺实质回声尚均匀。胆管内可见支架及气体影，气体影干扰明显，胆管下段壁明显增厚，约 6.6mm，回声不均匀，壶腹区胆胰管汇合处未见明显异常，壶腹区大小约 9.1mm（病例 17 图 3）。

2. 内镜下逆行胰胆管造影术（ERCP）　十二指肠镜达十二指肠降段，内侧乳头处见圣诞树支架，应用异物钳拔除，导丝引导下胆管插管成功，造影显示胆总管胰腺段局限性狭窄，呈截断样，狭窄段范围约 1.5cm。应用 SPYGLASS 行胆道直视探查显示：肝门部、上段胆管壁光滑无狭窄，胆总管中段及胆囊管开口处黏膜颗粒样不平，绒毛感明显，色红，取活检。胆总管胰腺段狭窄处绒毛样结节不平，活检质韧。退出 SPYGLASS 后，应用细胞刷于狭窄处进行刷检送液基细胞学检测（TCT），最后应用超细内镜活检钳在 X 线监视下于胆管狭窄处活检 4 块组织送病理，置入 8.5Fr×26 鼻胆管改制长支架行胆管内引流术（病例 17 图 4）。

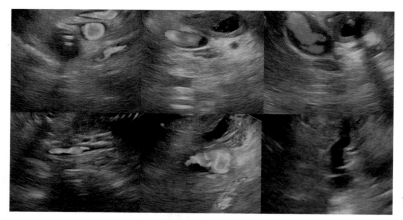

病例17图3　超声内镜提示胆总管下段管壁明显增厚

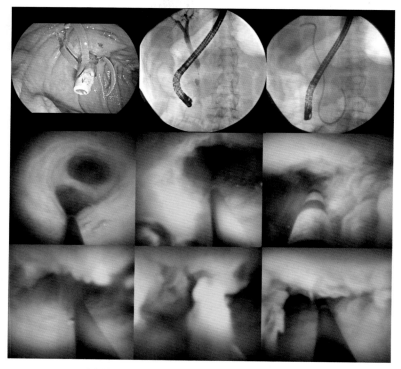

病例17图4　ERCP及SPYGLASS胆道探查

3. 病理结果

（1）SPYGLASS：送检组织为挤压显著的小块组织，其中部分为溃疡面，伴肉芽组织增生，少量游离上皮细胞核质比稍高，未见确切肿瘤。

（2）X线监视下活检：黏膜慢性炎，伴有上皮轻度增生，肉芽组织增生。

（3）TCT：散在片状上皮，细胞分化良好，少量挤压显著的细胞核质比稍高。

4. 多学科会诊（MDT） 患者亚急性病程，无痛性黄疸1个月，体重明显下降，结合各种影像学检查都倾向于胆管恶性狭窄，虽然病理是诊断的金标准，但是目前的方法获得胆管狭窄病理组织学的准确性并不高，建议患者手术治疗，交代手术风险，术后病理良性的可能性小，如果选择保守治疗，可能会延误病情，最后患者及家属同意手术治疗。

5. 胰十二指肠切除术（Whipple术）病理 （胆总管）中分化腺癌，肿瘤大小约5.3cm×1.2cm×1cm，癌累及胰腺，未累及十二指肠，可见脉管内癌栓，未见明确神经侵犯。胃、肠、胰腺、胆管断端均未见癌，胰腺周围、胃大小弯侧淋巴结未见癌转移。

（六）随访

术后4个月进行3次辅助化疗（AS方案：紫杉醇＋替吉奥），目前恢复良好。

二、病例分析

病例特点：

1. 62岁中年男性。

2. 病程1个月。

3. 无痛性黄疸，体重下降5kg。

4. 影像学CT、磁共振及PET-CT均倾向胆管癌。

5. ERCP介导的3种获取的组织病理学结果均未证实恶性诊断。

此患者明确存在胆总管胰腺段狭窄导致的梗阻性黄疸，需要明确狭窄的良恶性，以决定下一步的治疗方案。虽然从患者的临床表现、影像学表现均倾向于恶性胆管狭窄。但通过细胞刷检，X线监视下钳取及SPYGLASS直视下活检均未获得阳性结果。经多学科会诊（MDT），仍考虑胆管癌可能性极大，遂进行了胰十二指肠切除术（Whipple术），术后病理结果证实为胆管癌。

此患者应用了3种方法来获取组织学证据，都为获得阳性结果，分析其原因：

在获取胆管组织前放置了胆管支架近1个月，胆管支架置入可能导致狭窄处黏膜炎症性改变，降低病理阳性率。

刷检TCT和X线监视下钳取在以往的报道中敏感性就不高，多低于60%，前者获取组织量少，后者由于是盲取导致钳取位置不准确，从而导致敏感性下降。

SPYGLASS 直视下活检虽然可以瞄准病变位置，但由于活检钳较小，获得的组织仍不能满足病理学需要，故目前的研究结果其敏感性也不是很高。

三、疾病和相关诊治技术介绍

胆管癌的早期诊断是目前临床的一大难题，对于胆道恶性狭窄，ERCP 介导的胆管癌诊断，影像学包括胆管内超声（IDUS），共聚焦激光显微内镜，光学相干断层成像技术，但组织采样才能获得病理学上的金标准。组织采样方法包括：细胞刷检、X 线监视下活检、超声内镜引导下细针穿刺（EUS-FNA）、胆道直视下活检。既往 ERCP 结合胆管细胞刷检或 X 线监视下活检可以确诊胆管恶性病变，其特异度虽然很高接近 100%，但敏感性不高（< 60%），尽管分子生物学检测技术近年来不断提高，但总体来说，目前开展较普遍的经 ERCP 刷检或 X 线监视下钳检阳性率并不高。影响胆管活检诊断结果的主要因素是标本的质与量。由于胆管标本的获取大多是在 X 线透视下而不是在内镜直观下进行，且高位胆管的病变，胆管局部纤维化，常致标本中病变细胞数量获取不足，这是导致假阴性结果的主要原因。内镜下直视胆管活检术则是解决问题的关键，然后目前 SPYGLASS 直视下活检钳较小，钳取的组织还是不能满足病理诊断需要，其敏感性也只有 60%。

此患者的术前诊断过程呈现了对于胆管狭窄的各种获取组织的方法。目前对于不同胆管狭窄获取组织学方法的比较，准确度如下（病例 17 表 1）：

病例17表1　对胆管狭窄获取组织学方法的准确度比较

操作类型	准确度
ERCP 胆管造影	78%
CA19-9 ≥ 100	64%
常规细胞学	50%
胆管内活检组织学	66%
数字图像分析（DIA）	64%
荧光原位杂交（FISH）	70%
胆管内超声（IDUS）正式标准	78%
操作者的一般印象	90%

此表格显示操作者一般印象有很大的参考价值，MDT 价值正在于此。

四、病例点评

胆管狭窄的良恶性诊断一直是临床上的一个难题。尽管影像学检查如 CT、MRI 对此类疾病的诊断有了极大的提高，但准确性均不理想，因此对这类原因不明胆管病变的临床处理比较困难，使得部分良性病变患者误为恶性导致不必要的手术治疗，部分恶性病变患者误为良性耽误了最佳手术时机。病理学证据仍是胆管良恶性诊断的"金标准"，但由于胆道解剖方面的原因，胆管病理组织的获得仍较为棘手，这直接影响了胆管恶性病变的早期定性诊断。

故急需发展有效地增加胆管狭窄诊断准确性方法的开发，既能在直视下获取组织，又能获取足够大的组织。我科应用圈套器辅助超细内镜实施经口直接胆道镜技术实施胆道内的直视下活检，可以获取更清晰的图像和更大块的组织，从而大幅度提高胆道病变诊断的准确性，但其也有一定的局限性，需要足够宽的胆管内径。如何获得内镜下胆道高清晰图像，内镜下直视大块组织活检来提高活检病理组织学诊断的阳性率，并为进一步实施直视下的内镜治疗奠定基础，是消化内镜医师面临的挑战。

（撰　写　常　虹　北京大学第三医院消化科）
（审　核　黄永辉　北京大学第三医院消化科）

参考文献

[1]Mori A，Ohashi N，Nozaki M，et al.Feasibility of duodenal balloon–assisted direct cholangioscopy with an ultrathin upper endoscope[J].Endoscopy，2012，44（11）：1037–1044.

[2]Tsou YK，Lin CH，Tang JH，et al.Direct peroral cholangioscopy using an ultraslim endoscope and overtube balloon–assisted technique：a case series[J].Endoscopy，2010，42（8）：681–684.

[3]Wright ER，Bakis G，Srinivasan R，et al.Intraprocedural tissue diagnosis during ERCP employing a new cytology preparation of forceps biopsy[J].Am J gastroenterol，2011，106（2）：294–299.

[4]Itoi T，Sofuni A，Itokawa F，et al.Perotal cholangioscopic diagnosis of biliary–tract diseases by using narrow–band imaging[J].Gastrointest Endosc，2007，66（4）：730–

736.

[5]黄平，张筱凤.胆管恶性狭窄病理学诊断的现状及进展[J].中华消化内镜杂志，2012，29（4）：238-240.

[6]吴晰，杨爱明，陆星华.造成胆管狭窄患者细胞学诊断敏感度低下的因素分析[J].中华消化内镜杂志，2010，27（10）：558-560.

[7]Wang AY，Yachimski PS.Endoscopic Management of Pancreatobiliary Neoplasms[J].Gastroenterology，2018，154（7）：1947-1963.

[8]Brooks C，Gausman V，Kokoy-Mondragon C.Role of Fluorescent In Situ Hybridization，Cholangioscopic Biopsies，and EUS-FNA in the Evaluation of Biliary Strictures[J].Dig Dis Sci，2018，63（3）：636-644.

[9]Wright ER，Bakis G，Srinivasan R.Intraprocedural tissue diagnosis during ERCP employing a new cytology preparation of forceps biopsy（Smash protocol）[J].Am J Gastroenterol，2011，106（2）：294-299.

[10]Brauer BC，Chen YK，Shah RJ.Single-step direct cholangioscopy by freehand intubation using standard endoscopes for diagnosis and therapy of biliary diseases[J].Am J Gastroenterol，2012，107（7）：1030-1035.

[11]Siddiqui AA，Mehendiratta V，Jackson W.Identification of cholangiocarcinoma by using the Spyglass Spyscope system for peroral cholangioscopy and biopsy collection[J].Clin Gastroenterol Hepatol，2012，10（5）：466-471.

[12]Manta R，Frazzoni M，Conigliaro R.SpyGlass single-operator peroral cholangioscopy in the evaluation of indeterminate biliary lesions：a single-center，prospective，cohort study[J].Surg Endosc，2013，27（5）：1569-1572.

[13]Victor DW，Sherman S，Karakan T.Current endoscopic approach to indeterminate biliary strictures World[J].J Gastroenterol，2012，18（43）：6197-6205.

[14]Navaneethan U，Hasan MK，Lourdusamy V.Single-operator cholangioscopy and targeted biopsies in the diagnosis of indeterminate biliary strictures：a systematic review[J].Gastrointest Endosc，2015，82（4）：608-614.

FBSD（原Ⅱ型胆道SOD）

一、病历摘要

（一）基本信息

患者女性，64岁。

主诉：间断右上腹疼痛8年余，加重4个月。

现病史：患者8年前无明显诱因开始出现右上腹疼痛，为隐痛，间断发作，夜间为主，伴反酸、腹胀、恶心，无放射，与进食关系不明显，可自行缓解，无黄疸、大便颜色改变，完善检查提示肝功能正常，胆管增宽，最宽1.4cm，未进一步处理。4个月前无诱因右上腹疼痛较前加重，以夜间为主，可痛醒，无发热、黄疸，就诊于我院，查转氨酶、胆红素、谷氨酰转肽酶正常，未处理。1个月前复查B超提示胆管增宽较前进展，最宽1.8cm，现为进一步诊治入院。患者自发病以来神志清，二便正常，睡眠好。

既往史：11年前因胆囊结石行胆囊切除术。余无特殊。

个人史：无特殊。

家族史：无特殊。

（二）体格检查

体温36.3℃，脉搏66次/分，呼吸18次/分，血压134/75mmHg。一般情况尚可，皮肤、巩膜无黄染。双肺呼吸音清，心律齐，各瓣膜听诊区未及杂音。腹平坦，未见腹壁静脉曲张，腹软，腹部可见陈旧手术瘢痕，无压痛、反跳痛及肌紧张，肝脾未触及，未及包块。Murphy征阴性，麦氏点无压痛，肝肾区无叩痛，移动性浊音阴性，肠鸣音正常，4次/分。双下肢无水肿。

（三）辅助检查

腹部超声：胆囊切除术后，肝内胆管无扩张，肝外胆管扩张，胆总管（CBD）0.7～1.8cm（病例18图1）。印象：胆囊切除术后，胆管扩张。

MRCP：胆囊未见显示。肝内外胆管扩张，胆总管最宽约1.8cm，胆总管末端狭窄，腔内未见明显低信号（病例18图2）。印象：胆囊术后，肝内外胆管扩张，原因待查。

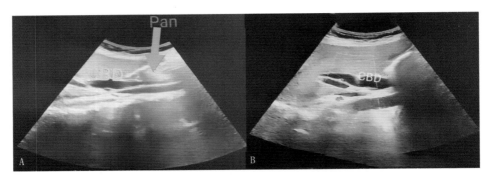

病例18图1　腹部超声所见

A：胰腺段胆总管略增宽；B：胆总管增宽。

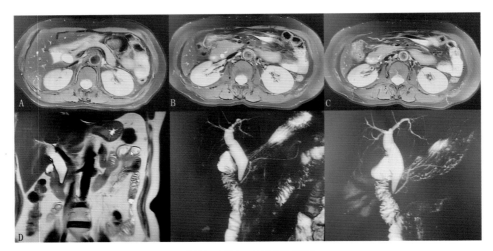

病例18图2　MRCP所见

A：胆总管增宽；B：胆总管胰腺段；C：胆胰管汇合处，未见明显占位；D：胆总管增宽，末端狭窄，腔内未见明显异常信号。

实验室检查：肝功能：谷丙转氨酶25U/L，谷草转氨酶25U/L，总胆红素17.2μmol/L，直接胆红素2.6μmol/L，总胆汁酸14.4μmol/L↑，碱性磷酸酶87U，谷氨酰转肽酶22U。血常规、尿常规、肾功能、凝血（－）。淀粉酶、脂肪酶（－）。癌胚抗原（CEA）、CA19-9、甲胎蛋白（AFP）（－）。

（四）诊断

胆总管增宽原因待查；

胆囊切除术后。

（五）诊疗经过

患者胆囊切除术后出现腹痛、胆管进行性增宽，无黄疸、发热等伴随症状，化验检查肝功能、血常规、肿瘤标志物均正常。完善腹部 B 超和 MRCP 后胆管末端狭窄，未见明确占位性病变，为明确诊断，决定行 EUS 评估有无胆管末端、壶腹部占位、胆管结石、胆管狭窄等证据，并完善十二指肠镜及 Oddi 括约肌压力测定（sphincter of Oddi manometry，SOM），明确有无 Oddi 括约肌功能障碍（sphincter of Oddi dysfunction，SOD）。

　　超声内镜：胆道系统扫查见胆管明显增宽，最宽约 1.8cm，胆管壁不厚，其内未见结石征象（病例 18 图 3）。

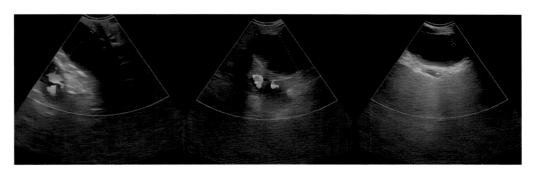

病例18图3　超声内镜所见

胆总管明显增宽，未见明显结石征象。

　　十二指肠镜及 Oddi 括约肌压力测定（SOM）：乳头呈扁平形，开口正常，未见乳头狭窄、溃疡、肥大、肿物等改变。置入测压导管，行 Oddi 括约肌压力测定（病例 18 图 4）。SOM：十二指肠内压 22mmHg，胆总管内压 28mmHg，Oddi 括约肌基础压 69mmHg（显著升高，大于 40mmHg），收缩幅度 220mmHg，频率 11.9 次 / 分。

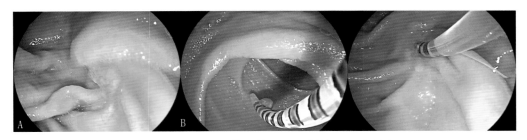

病例18图4　十二指肠镜及Oddi括约肌压力测定

　　A：乳头形态未见异常；B：置入测压导管。

　　结合 EUS 及十二指肠镜、MRCP 结果，未见占位等引起胆管增宽的原因。患者胆囊切除术后出现的腹痛，且伴随胆管明显增宽，大于 9mm，肝功能正常，测压显示 Oddi 括约肌基础压显著升高，综合病史及辅助检查结果，考虑"胆管括约肌功能障碍（functional biliary sphincter disorder，FBSD）（原 Ⅱ 型胆道 SOD）"诊断明确。鉴于患者有反复发作腹痛，症状明显，且胆管进行性增宽，决定行内镜下胆管括约肌切开术（EST）。

ERCP + EST 治疗：导丝引导下乳头切开刀胆管插管成功，注射造影剂见胆管明显增宽，约 1.8cm，其内未见充盈缺损。乳头切开刀性胆管括约肌小切开，约 0.3cm，置入 7.5Fr 鼻胆管，位置良好引流通畅（病例 18 图 5）。

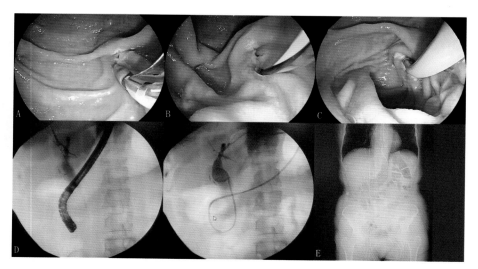

病例18图5　ERCP所见

A：EST；B：括约肌切开后；C：留置鼻胆管；D：ERCP 显示胆管增宽；E：EST 后留置 ENBD。

术后患者无不适，4 小时、24 小时监测血常规、肝功能、淀粉酶、脂肪酶无异常，未见胆管炎、胰腺炎、出血、穿孔等 ERCP 术后并发症表现。术后 48 小时拔除鼻胆管。

（六）随访

患者术后腹痛症状未再发作。

二、病例分析

患者老年女性，以腹痛、胆总管进行性增宽伴末端狭窄为主要的临床表现。主要需鉴别壶腹肿瘤、胆管结石及 SOD。壶腹肿瘤一般以无痛性黄疸、胆胰管扩张为表现，生化检查以直接胆红素升高为主，血癌胚抗原、CA19-9 可升高，EUS 可见到壶腹区不规则低回声区，部分浸润胆管或胰管，CT、MRCP 可见"双管征"改变。乳头肿物十二指肠镜下可见乳头膨大、粗糙等改变，该患者已完善上述检查，未见占位证据。胆管结石造成胆道梗阻时亦可引起腹痛、胆管扩张，且患者因胆囊结石胆囊切除术病史，该病亦有可能。MRCP 胆管内未见充盈缺损，EUS 对胆管结石，特别是 X-ray 阴性、MRCP 不易发现的小结石诊断敏感性更高，本例患者扩张的胆管内未见高密度、声影等结石征象，可除外结石。胆囊切除术后反复发作的胆源性疼痛（右上腹，阵发性，程度可较重），伴有肝功能升高或胆管扩张时，再除外其他器质性疾病的基础上，依据罗马Ⅳ共识意见，可诊断为 FBSD（原 Ⅱ 型胆道 SOD）。本患者已完善血生化、MRCP、EUS、ERCP 等各项无创及有创性检查，未见器质性疾病证据，且 SOM 证实 Oddi 括约肌基础压力显著升高，故 FBSD（原 Ⅱ 型胆道 SOD）诊断明确。

Oddi 括约肌基础压 > 40mmHg 的患者，其术后症状改善率为 91%。本例患者 SOM 显示 Oddi 括约肌基础压为 69mmHg，遂施行了胆管括约肌切开术，术后并未发生胰腺炎等并发症，症状缓解，未再复发。与文献报道一致，胆管括约肌切开对 Oddi 括约肌基础压大于 40mmHg 的胆道 Ⅱ 型 SOD 患者有确切的疗效，症状不易复发。

三、疾病和相关诊治技术介绍

本病例主要讨论 FBSD（Ⅱ 型胆道 SOD）的诊断和治疗。

Oddi 括约肌功能障碍（sphincter of oddi dysfunction，SOD）是一种发生在 Oddi 括约肌水平的良性非结石性梗阻性疾病。SOD 依据发病机制可分为 2 个亚型：① SO 狭窄（或壶腹狭窄）：为纤维化、炎症或两者同时引起的继发性梗阻；② SO 运动功能紊乱：为括约肌痉挛引起的间歇性梗阻。这两种功能障碍可同时存在。

当排除了胆囊切除术后其他原因引起的疼痛，并经 Oddi 括约肌测压（SOM）证实时，SOD 发病率为 30% ~ 60%。SOD 表现为以下 3 种情况：①胆囊切除术后持续或复发性的胆源性疼痛；②复发性特发性（原因不明）的胰腺炎；③具有胆源性腹痛但胆囊完好且没有胆石症。虽然胆道型 SOD 可见于所有年龄，但中年女性最常见，占患者总数的 75% ~ 90%。表现为典型的胆源性腹痛，位于上腹或右上腹，程度重，可向背部或右肩胛区放射。腹痛呈阵发性，每次持续 30 分钟以上，每年至少发作一次。罗马Ⅳ会议共识基于专家经验和意见，提出了 SOD 的诊断标准（http : //www.romecriteria.org/criteria）。

Milwaukee 分类系统是传统的分类系统，共分为 3 型。Ⅰ 型 SOD 表现为胆源性疼痛，血清肝酶（转氨酶或碱性磷酸酶）升高［超过正常上限（ULN）的 1.1 倍］，胆管扩张直径大于 9mm。Ⅱ 型 SOD 表现为胆源性疼痛、肝酶升高或胆管扩张。Ⅲ型 SOD 为胆源性疼痛，但没有任何其他客观检查异常。这种分类系统不要求肝酶升高与疼痛发作相关，尽管这种相关性可能是治疗有效的一个预测因素。类似的，胰腺型 SOD 分类系统也分为 3 型，Ⅰ型胰腺型 SOD 具有胰源性腹痛、至少一次血淀粉酶或脂肪酶升高至 1.1 倍 ULN 和胰管扩张（胰头部＞6mm 或体部＞5mm）；Ⅱ型胰腺型 SOD 具有胰源性腹痛和其他两项异常之一；Ⅲ型胰腺型 SOD 仅有胰源性腹痛。然而，目前这种分类系统并没有证据支持，目前只在不明原因的复发性胰腺炎患者中考虑胰腺型 SOD 的诊断。

　　然而基于 EPISOD 及其他多项研究的结果，罗马Ⅳ提出了新的 SOD 分类体系。Ⅲ型 SOD 被取缔，传统Ⅰ型 SOD，同时具有肝酶升高和胆管扩张的患者，存在 SO 水平的机械性胆道梗阻，现归类于 SO 狭窄。传统Ⅱ型 SOD，患者存在至少一过性的胆道梗阻，有 SO 痉挛因素参与，现归类于胆管括约肌功能障碍（functional biliary sphincter disorder，FBSD）。这种新的分类系统更好地体现了我们目前的认知程度，但 SO 狭窄和 FBSD 之间存在重叠（病例 18 表 1）。

病例18表1　胆道型SOD改良Milwaukee和罗马Ⅳ诊断系统

改良 Milwaukee 分类系统	罗马Ⅳ	特点
胆道Ⅰ型	SO 狭窄	胆源性腹痛
		胆管直径＞9mm
		血谷丙转氨酶或谷草转氨酶升高
胆道Ⅱ型	胆道括约肌功能障碍	胆源性腹痛
		上述客观标准中的一项
胆道Ⅲ型	功能性疼痛	仅有胆源性腹痛

　　疑诊 SOD 的患者首先需完善肝功能、血淀粉酶、脂肪酶和腹部影像学评估，如腹部超声、CT 及 MRCP。胆道闪烁显像、脂肪餐/胆囊收缩素/肠促胰分泌素刺激的超声检查、肠促胰分泌素刺激的 MRI 和 EUS 亦是有意义的无创性诊断方法。ERCP 仍然是 SOD 诊断和治疗的金标准，尽管与其他患者相比，术后并发症以疑诊 SOD 者发生率最高。如果没有实施预防性干预，其 ERCP 术后胰腺炎发生率超过 25%，风险增加了 3 倍以上。虽然短时间预防性留置胰管支架和术前肛塞非甾体类抗炎药（NSAIDs）可降低 ERCP 术后胰腺炎的风险，SOD 患者 ERCP 术后仍有明显的并发症发生率和偶发死亡事件。因此，ERCP 应仅用于症状严重、风险效益比获益明显的人群。虽然 EUS 和 MRCP 可作为安全的 ERCP 替代影像学检查方法，以除外胆管结石、肿瘤和胰腺分裂，但他们不能用于 SOD 的诊断（和治疗）。偶尔，壶腹内肿瘤可呈与 SOD 类似的表现。如果在内镜下括约肌切开术后壶腹部出现多

余的组织，需取活检。

SOM 既往曾作为 SOD 诊断的金标准，但是由于近年来多项研究均显示其可重复性和预测性较差，对 SOD 诊断特异性高，但敏感性低，现在一般用于诊断传统的 II 型胆道 SOD、胰腺 SOD（见后），或用于评估既往括约肌切开术后症状复发患者残留括约肌的存在。此外，SOM 可预测内镜下括约肌切开（endoscopic sphincterotomy，EST）术后疼痛是否改善。SO 基础压 > 40mmHg 的患者，其术后症状改善率为 91%，而基础压升高模拟 EST 术者症状改善率仅 25%。而 SO 压力正常的患者，EST 术后症状改善率仅 42%，与假手术组效果类似（33%）。另一项针对 SO 压力升高 II 型胆道 SOD 患者的对照研究，也得出了类似的结论。该研究中，EST 组 11/13 例患者得到了临床改善，而假手术组为 5/13。除 SO 基础压增高之外，其他 SOM 结果异常的患者，包括 Oddi 括约肌收缩过速（相位波频率增加）、逆行收缩增加和 CCK 逆转型反应，EST 手术或假手术疼痛改善无差异。

药物治疗和饮食控制对 SOD 治疗效果有限，特别是有 FBSD 和严重腹痛的患者药物治疗有效可能性较小，可首先考虑内镜治疗。SOM 异常的患者，90% ～ 95% 传统 I 型胆道 SOD（括约肌狭窄）和 85% 传统 II 型 SOD（FBSD）患者在 EST 术后腹痛缓解。SOM 正常时，90% ～ 95% I 型胆道 SOD 患者仍可在 EST 术后疼痛得以缓解。因为 SOM 结果可能误导判断（14% ～ 35% SOM 正常），SOM 不是判断 I 型胆道 SOD 患者是否进行 EST 术的指征，而应经验性 EST 治疗。II 型胆道 SOD 且 SOM 正常的患者中，35% ～ 42% EST 术后疼痛缓解。传统 III 型 SOD 患者的治疗一直存在争议。基于明显不利的风险 – 效益比，许多治疗性内镜医师均避免在这些患者行 ERCP 下压力测定。

四、病例点评

本病例为胆囊切除术后出现的典型胆源性腹痛，位于右上腹，且呈复发性。同时伴胆管扩张，肝功能正常，影像学（EUS、MRCP、十二指肠镜）等无创性检查除外占位、结石等其他因素后，完善 SOM 确认存在 Oddi 括约肌基础压升高，FBSD（II 型 SOD）诊断明确。

随着临床对照研究的广泛开展，对 SOD 临床发病机制理解的不断深入，临床症状、测压结果和内镜下括约肌切开术治疗效果之间相关性研究的逐渐增多，罗马 IV 对 SOD 的诊断和分型进行了明显的更新。去除了内镜检查和治疗风险都极高，更多机制为内脏敏感性增加或功能性胃肠病导致症状的 III 型 SOD，保留了 I 型 SOD（括约肌狭窄）和 II 型 SOD（括约肌功能障碍，FBSD）两个诊断。I 型 SOD 一经诊断，无论 SOM 是否存在 Oddi 括约肌压力增高，均需行 EST 术。而 II 型 SOD 中

SOM 证实存在 Oddi 括约肌基础压增高的患者，EST 手术效果佳。但是 SOM 正常患者，EST 术后疼痛缓解率与假手术对照组差别有限，加之 SOD 患者 ERCP 术后并发症特别是胰腺炎发病率高，是否行 ERCP，括约肌切开术则视风险 – 获益比来具体衡量，尚有待进一步大规模的多中心临床对照研究及随访来确认。

（撰　写　王迎春　北京大学第三医院消化科）

（审　核　黄永辉　北京大学第三医院消化科）

参考文献

[1]Mark F，Lawrence SF，Lawrence JB，et al.Sleisenger and Fordtran's Gastrointestinal and Liver Disease（V11）[M].Elsevier，2020.

[2]Cotton PB，Elta GH，Carter CR，et al.Gallbladder and Sphincter of Oddi Disorders[J]. Gastroenterology，2016，150（6）：1420–1429.

[3]Miyatani H，Mashima H，Sekine M，et al.Post–ERCP biliary complications in patients with biliary type sphincter of Oddi dysfunction[J].Scientific reports，2018，8（1）：9951.

[4]Miyatani H，Mashima H，Sekine M，et al.Clinical course of biliary–type sphincter of Oddi dysfunction：endoscopic sphincterotomy and functional dyspepsia as affecting factors[J].Therapeutic advances in gastrointestinal endoscopy，2019，12：26317745198867184.

胆瘘OTSC闭合

一、病历摘要

（一）基本信息

患者女性，32岁。

主诉： 间断腹痛5年，加重1天。

现病史： 患者5年前无诱因右上腹痛、黄疸，外院考虑"胆囊结石，胆管结石"，行胆囊切除＋胆总管切开＋胆道镜取石术。4年前再发右上腹痛，无发热、黄疸，外院MRI提示胆管多发结石，行ERCP取石。7个月前再次发生胆管炎，MRCP提示胆管内大量结石，ERCP提示乳头插管失败，经降部十二指肠–胆管瘘插管，取出大量结石及缝线。ERCP过程中，造影剂可从胆管上段流至十二指肠球部。1天前无诱因右上腹持续性腹痛，伴发热。

既往史： 无特殊。

个人史： 无特殊。

家族史： 无特殊。

（二）体格检查

体温38.6℃，脉搏93次/分，呼吸18次/分，血压87/46mmHg（最低时）。神清，皮肤巩膜无黄染，右上腹见术后瘢痕，腹软，轻压痛，Murphy（–）。

（三）辅助检查

血常规：白细胞13.49×10^9/L，中性粒细胞百分比84.8%；生化：谷丙转氨酶59U/L，总胆红素25.3μmol/L，谷氨酰转肽酶61U/L，淀粉酶111U/L，余（–）；肿瘤标志物（–）；MRCP提示胆管多发结石。

（四）诊断

胆管多发结石；

胆管十二指肠瘘。

（五）诊疗经过

入院6小时后患者突然出现神志淡漠、四肢厥冷，体温39.4℃，脉搏104次/分，呼吸18次/分，血压90/43mmHg，心、肺、腹查体同前，考虑重症感染，合并感染中毒性休克不除外，行急诊 ERCP。术中见十二指肠球降交界瘘口形成，乳头旁瘘口形成，经乳头旁瘘口插管成功，注射造影剂见胆管明显增宽，内见多发充盈缺损，造影剂自球降交界瘘口流出，考虑患者胆管结石反复形成，胆管炎反复发作，与胆管十二指肠多发瘘口形成有关，术中置入鼻胆管。之后行多学科会诊（MDT）讨论，考虑患者曾行多次手术，粘连范围广，粘连严重，建议试行内镜下瘘口闭合术。在保留鼻胆管，保持胆管引流通畅的情况下，先行 OTSC 闭合十二指肠球降交界处胆肠瘘，闭合后注射造影剂未见造影剂外溢。2 周后再次通过鼻胆管注射造影剂，未见造影剂外溢。术中应用取石球囊经乳头旁瘘口插管成功后将胆管内结石清理，之后应用乳头切开刀带导丝经主乳头插管成功，应用切开刀将主乳头切开至乳头旁瘘口，将乳头与乳头旁瘘口打通，之后置入 7.5Fr 肠内延伸型胆管支架保持胆管通畅，再应用和谐夹将切开处行连续内镜下缝合，达到了瘘口的闭合，同时保留了乳头括约肌的功能。

（六）随访

患者术后 6 周拔除支架，原两处瘘口愈合良好，术后至今 1 年内未再发作急性胆管炎。

4 年前 ERCP 见病例 19 图 1。

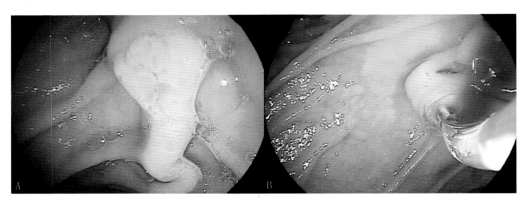

病例19图1　4年前ERCP

A：乳头开口正常；B：乳头旁见瘘口。

7 个月前 ERCP 见病例 19 图 2。

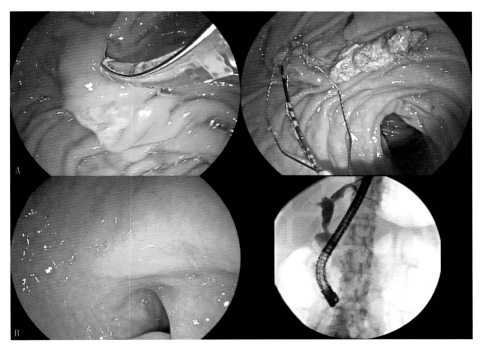

病例19图2　7个月前ERCP

A：乳头插管失败，经降部十二指肠 – 胆管瘘插管，取出大量结石及缝线；B：ERCP 过程中，造影剂可从胆管上段流至十二指肠球部。

入院后急诊 ERCP 见病例 19 图 3。

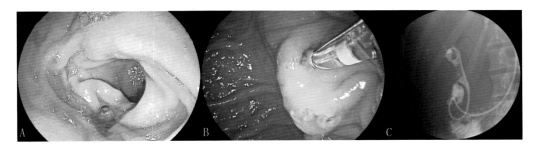

病例19图3　入院后急诊ERCP

A：十二指肠球降交界瘘口；B：经乳头旁瘘口胆管插管成功；C：胆管明显增宽，内见多发充盈缺损，置入 7.5Fr 鼻胆管盘曲于肝门部。

OTSC 夹闭十二指肠球降交界胆管瘘见病例 19 图 4。

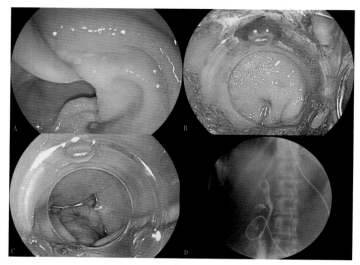

病例19图4　OTSC夹闭十二指肠球降交界胆管瘘

A：十二指肠球部瘘口，见胆汁流出；B：更换直视镜，安装OTSC；C：充分吸引后释放OTSC，位置良好；D：ENBD造影，球部瘘口封闭良好，未见造影剂外露。

OTSC闭合2周后经内镜治疗乳头旁瘘口见病例19图5。

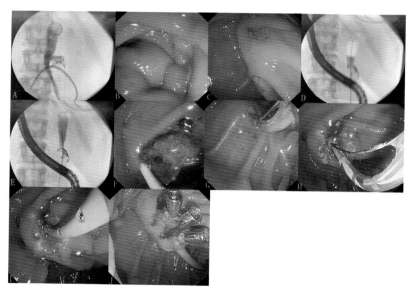

病例19图5　OTSC闭合2周后经内镜治疗乳头旁瘘口

A：ENBD造影原闭合瘘口未见造影剂外溢；B：十二指肠球腔；C：乳头上方见瘘口；D：15～18mm球囊带导丝经瘘口插入胆管；E：胆管明显增宽，内含大量充盈缺损；F：清理出大量结石；G：切开刀带导丝，经主乳头胆管插管成功；H：沿导丝将瘘口与乳头切开打通，长约1.0cm；I：沿导丝置入7.5Fr×26cm肠内延伸型支架；J：应用和谐夹将切开处进行乳头成型闭合。

术后 6 周复查见病例 19 图 6。

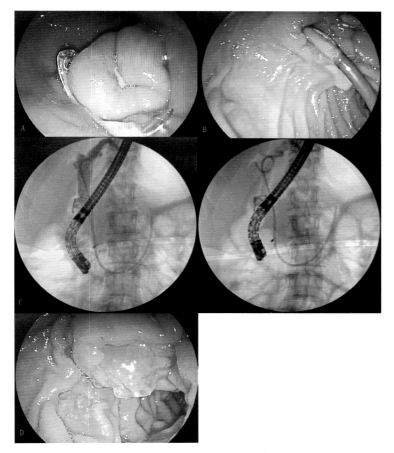

病例19图6 术后6周复查

A：OTSC 闭合处愈合良好；B：乳头旁瘘口愈合良好；C：造影导管插管注射造影剂未见外溢；D：拔除支架。

二、病例分析

患者年轻女性，慢性病程，反复发作。临床表现为慢性反复发作的胆系感染，时轻时重，严重时表现为高热及感染中毒性休克的表现，病因考虑为胆系结石及胆瘘形成，内镜下取石及设法闭合胆瘘口是一线治疗方案。

三、疾病和相关诊治技术介绍

胆瘘是指胆汁或含有胆汁的液体自胆道系统的破口漏出至腹腔或体外。胆汁在胆道系统外的异常聚集则称为胆汁瘤。胆瘘的发生原因包括医源性、创伤性和自发性，临床上以医源性胆瘘最为多见。医源性胆瘘包括外科手术、ERCP、T 管相关胆瘘，以及经皮经肝胆管穿刺引流术后胆瘘。腹腔镜胆囊切除术后的胆瘘发生率（1%～4%）高于传统手术（0.1%～0.5%），可能与腹腔镜手术结束时不易将网膜包裹在 T 管周围、术中胆总管壁电灼止血影响血供、窦道时间形成需要时间较长和常规拔管时间为 2～3 周有关。临床上最常用的胆囊切除术后胆瘘分型是根据 Strasberg 等提出的 A、B、C、D 4 型，A 型为胆囊管残端瘘和胆囊床胆瘘，B 型为右副肝管闭塞，C 型为右副肝管横断但未结扎，D 型为胆总管侧壁损伤，据此可指导治疗的选择。胆瘘的治疗可采用 ERCP 内镜下治疗，置入鼻胆引流管、胆管支架等以降低胆管内压力，胆瘘患者早期渗出量不多，且局部炎症反应不明显，未出现继发性细菌感染，行 ERCP 可促进瘘口愈合，减少术后并发症或超声内镜引导下胆汁瘤引流术。也可采用经皮经肝穿刺引流，无论采用何种方法，其目标引流胆汁，减少胆汁外漏，减少胆管狭窄的发生。内镜或介入治疗无效时，可采用手术方法。

四、病例点评

该患者为两处十二指肠胆管瘘形成，这种情况比较罕见。临床上常见的十二指肠胆管瘘多数位于十二指肠乳头上方，但该患者两处胆瘘，导致食物在球腔以及降部极其容易反流至胆管，造成胆管炎发作。胆管长期炎症状态下，也会导致结石形成，从而进一步造成胆管炎。反复频繁感染，严重时合并感染中毒性休克，给患者身心带来极大痛苦。本例患者先应用 OTSC 吻合夹解决位于球部的胆瘘，此部操作难度较大，而且操作不慎则有可能将胆管完全闭合，因此在 OTSC 之前于胆管内置入鼻胆管，保持胆管通畅。在此基础上小心操作，释放 OSTC，术中造影未看到造影剂外溢，同时也未看到胆管明显狭窄和闭合。两周之后再将乳头与乳头上方胆瘘打通，如果直接夹闭乳头上方胆瘘，可能出现将胆管完全夹闭或者无法闭合的情况，而且乳头上方胆瘘出现后，十二指肠乳头会出现不同程度的失用，久之乳头胆管开口几乎闭合。因此需要从乳头插管，将乳头与胆瘘之间的通道打通，置入支架后，方可应用金属夹缝合乳头括约肌。该患者应用超级微创的矫正理念，将术后胆瘘这一并发症进行矫正，维持了胆管和乳头括约肌的生理功能。

（撰　写　闫秀娥　北京大学第三医院消化科）
（审　核　黄永辉　北京大学第三医院消化科）

参考文献

[1]鲁葆春，沈志宏，余建华.新型T管在预防腹腔镜胆道探查拔T管后胆漏中的应用[J].中国内镜杂志，2015，21（7）：775-776.

[2]鞠卫强，何晓顺，邰强，等.内镜下逆行胰胆管造影术在肝移植术后胆道并发症中的应用[J].中华临床医师杂志（电子版），2011，5（6）：1597-1600.

[3]尹飞飞，孙世波，李志钰，等.双镜联合胆总管探查胆道一期缝合术后胆漏的防治[J].中华肝胆外科杂志，2015，21（2）：113-116.

[4]Strasberg SM，Hertl M，Soper NJ.Analysis of the problem of biliary injury during laparoscopic cholecystectomy[J].J Am Coll Surg，1995，180（1）：101-125.

[5]中华医学会消化内镜学分会，中国医师协会内镜医师分会，北京医学会消化内镜学分会.中国胆瘘消化内镜诊治专家共识（2020，北京）[J].中华消化内镜杂志，2021，38（3）：186-193.

胆总管巨大结石ERCP取石术，并十二指肠乳头成型（ECPP）

一、病历摘要

（一）基本信息

患者女性，37岁。

主诉： 间断腹痛10余天。

现病史： 患者10余天前进食油腻食物后出现腹痛，位于上腹部，初为隐痛可耐受，之后逐渐加重，表现为较剧烈绞痛，伴后背部放射痛，自诉周身皮肤略黄染，尿色深黄，伴发热，体温最高37.5℃，无畏寒、寒战，伴恶心、呕吐，呕吐物为非咖啡样胃内容物，无呕血，无厌油腻、乏力，无白陶土样大便，无胸痛、胸闷、气短，自行口服"布洛芬混悬液"治疗。同时于河北省某某医院行肝功能检查提示：谷丙转氨酶135.1U/L，总胆红素39.35μmol/L，直接胆红素15.46μmol/L，谷氨酰转肽酶262.9U/L，碱性磷酸酶84.6U/L；上腹部CT平扫检查提示：胆总管末端密度不均伴低位胆道梗阻，肝内胆管及胆总管增宽，胆总管约1.2cm；MRCP检查提示：胆总管胰腺段充盈缺损（该水平上肝内外胆管扩张，较宽处约1.5cm），考虑胆总管结石伴低位胆道梗阻，给予口服甘草酸二铵保肝、头孢克肟颗粒抗感染及对症止痛治疗，腹痛、黄疸明显好转，此次为进一步行内镜下取石入院。患者自发病以来，精神、睡眠尚可，饮食欠佳，大便及尿量尚可，体重无明显变化。

既往史： 因胆囊结石行开腹胆囊切除术后病史5个月余，术中行胆总管清理＋T管引流，1个月后拔除T管；剖宫产术后病史9年；余无特殊。

个人史： 无特殊。

家族史： 无特殊。

（二）体格检查

体温36.3℃，脉搏78次/分，呼吸15次/分，血压152/95mmHg。发育正常，营养良好，正常面容，表情自如，自主体位，神志清楚，查体合作。全身皮肤黏膜无黄染，巩膜无黄染。双肺呼吸音清晰，未闻及明显干湿性啰音及胸膜摩擦音。心率78次/分，律齐，各瓣膜听诊区未闻及杂音，无心包摩擦音。腹平坦，无腹壁静脉曲张，腹部柔软，无压痛、反跳痛，腹部无包块；肝脏未触及，脾脏未触及，肾脏无叩击痛，无移动性浊音；肠鸣音正常，4 次 / 分。双下肢无水肿。

（三）辅助检查

肝功能：丙氨酸氨基转移酶 238U/L ↑，天门冬氨酸氨基转移酶 159U/L ↑，总胆红素 18μmol/L，直接胆红素 8.47μmol/L ↑，碱性磷酸酶 245.1U/L ↑，γ-谷氨酰基转移酶 876U/L ↑；心肌酶：乳酸脱氢酶 288U/L ↑。

血常规＋CRP（北方）：白细胞 5.42×10^9/L，红细胞 4.56×10^{12}/L，血红蛋白 125g/L，血小板 334×10^9/L ↑，淋巴细胞百分比 29.2%，中性粒细胞百分比 59.3%，单核细胞百分数 8.5% ↑，C 反应蛋白 2mg/L。

尿常规（北方）：尿糖（－），尿酮体（－），尿潜血（－），尿比重 1.02，尿 pH 7 ↑，尿红细胞数 3.4 个 /ul，尿白细胞数 3.8 个 /ul。

粪便常规＋潜血试验（北方）：潜血试验阴性。

肿瘤标志物正常。

上腹部 CT 平扫（外院）：胆总管末端密度不均伴低位胆道梗阻，肝内胆管及胆总管增宽，胆总管约 1.2cm。MRI 胰胆管水成像（MRCP），诊断印象：胆囊小，腔内未见明显异常信号，胆囊壁增厚。胆总管末端见短 T_2 信号灶，约 8.5mm，继发上游肝内外胆管扩张，胆总管最宽处约 19mm。胰腺形态正常，内未见明显异常信号影，胰管粗细不均匀，头颈部胰管扩张，约 3.2mm。所及腹腔未见明显积液及肿大淋巴结。

（四）诊断

胆总管结石。

（五）诊疗经过

患者 10 余天前出现上腹部较剧烈疼痛，伴发热、黄疸，就诊于外院行肝功能检查提示：转氨酶、胆红素、碱性磷酸酶、谷酰转肽酶均升高，上腹部 CT 平扫及 MRCP 检查提示胆总管结石伴低位胆道梗阻，考虑胆总管结石伴急性胆管炎诊断明确。入院完善相关检验检查除外手术禁忌后，在全身麻醉下行 ERCP 取石术，过程如下：食管、胃腔通过顺利，于十二指肠降段内侧找见主乳头，乳头呈乳头型，开口呈纵口状；长镜身状态下导丝引导下乳头切开刀胆管插管成功，注射造影剂。见胆管明显增宽，约 1.5cm，其内可见 1 个充盈缺损，约 1.2cm×1.0cm，乳头切开刀行胆管乳头切开约 0.8cm，切开后，沿导丝置入取石网篮，反复拖拉，取出结石，见乳头切开处少许渗血，和谐夹止血。之后沿导丝置入 7.5Fr×26cm 胆管内引流支架后，应用和谐夹行十二指肠乳头成形术，观察切开处无出血，吸气后退镜（病例 20 图 1）。诊断结论：胆总管结石，内镜下胆总管结石取石术，十二指肠乳头成形术（ECPP），经内镜胆管内引流支架置入术，经内镜胆管括约肌切开术，内镜下止血处置术，十二指肠镜逆行胰胆管造影（ERCP）。建议：3周后行支架拔除术。

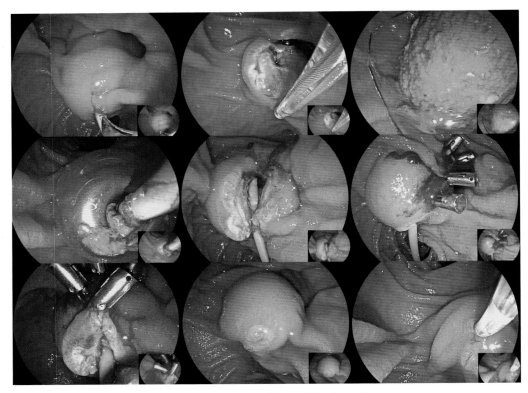

病例20图1　ERCP取石后行ECPP术

（六）随访

患者术后给予常规治疗，未出现术后胰腺炎、出血、穿孔等并发症。逐渐恢复至半流质饮食，给予办理出院。出院行熊去氧胆酸及PPI口服。3周后拔除支架，乳头愈合良好（病例20图2）。随访至今，尚未出现胆管结石复发。

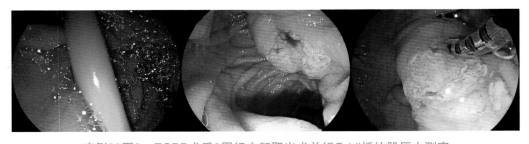

病例20图2　ECPP术后3周行支架取出术并行Oddi括约肌压力测定

二、病例分析

患者年轻女性，因胆总管结石病引起急性上腹疼伴有明显胆管扩张及胆红素升高，诊断明确，ERCP 切开主乳头取石是治疗的首选方案，但对于年轻患者，尤其是结石较大术中需要乳头较大切开者，破坏主乳头 Oddi 括约肌功能从长远看可能对患者带来负面影响，因此术后部分修复括约肌值得尝试。

三、疾病和相关诊治技术介绍

Oddi 括约肌具有重要的生理功能，但在 ERCP 操作过程中，EST 需要人为切开 Oddi 括约肌、破坏 Oddi 括约肌结构，引发 Oddi 括约肌功能紊乱和肠胆反流，导致胆道内细菌过度生长，从而引发胆管慢性炎症，甚至导致胆管癌变。

对于 Oddi 括约肌切开后的远期并发症，主要包括以下方面：

1. 复发性胆管结石　Nzenza TC 等的研究表明 573 例 EST 术后患者中 51 例（8.9%）出现复发性胆管结石，同时提出 EST 术中切开 Oddi 括约肌导致 Oddi 括约肌结构破坏，进而引发功能障碍，使得肠胆反流、胆道细菌定殖等，从而导致胆管结石再发。同时一项 EST 术后的长期随访研究报道，复发性胆管结石的发生率在 3.2% ~ 22.3%，且大多数复发性胆管结石出现在操作后 2 ~ 5 年。EST 术后存在胆道积气，提示术后可能出现肠胆反流，引发结石形成。Tanaka 等的研究表明 359 例 EST 术后患者中 44 例（12.3%）出现复发性胆管结石，且复发的胆管结石均为胆色素结石，与术前的结石类型完全无关，推测术后复发胆管结石可能系 EST 术后 Oddi 括约肌功能永久丧失，导致胆道细菌定殖，胆汁中细胞毒性成分长期存在及胆管系统慢性炎症，促使 EST 术后复发性胆管结石形成。

2. 菌胆症　Yasuda 等关于 EST 术后并发症的研究表明，88% ~ 100% 的患者并发菌胆症，这与 EST 术后 Oddi 括约肌功能受损有关。Sugiyama 和 Atom 的研究表明 EST 术后 60% ~ 80% 的患者并发菌胆症。Mandryka 等研究发现，他们纳入的 EST 患者中，所有患者胆道中都有细菌定殖，以革兰阴性菌为主。有研究显示，EST 术后十二指肠与胆道之间的屏障被打破，当十二指肠内压超过胆管内压时，肠内气体及消化液反流入胆道，导致肠道菌群很容易在胆道内定殖。Yang 等发现 EST 术后出现远期并发症组中 57.1%（12/21）的患者胆汁细菌培养阳性，远高于无并发症组（32.7%，35/107），但两组患者胆道感染细菌种类无差别，均以大肠杆菌、肺炎克雷伯菌和阴沟肠杆菌为主。其推测由于 EST 术后 Oddi 括约肌功能破坏，可能发生肠胆反流，使肠道细菌进入肝胆系统并停滞，尤其是对胆总管直径较大的患者，因胆总管平滑肌收缩减弱，反流更为严重。

3. 胆囊炎 Kageoka 等研究发现 262 例 EST 术后患者中有 8 例（3.1%）罹患胆囊炎。另有研究报道 EST 术后胆囊炎的发病率为 5.8% ~ 22.0%。Yasuda 等的文章报道了在 6.8 ~ 14.5 年的随访期内，5.3% ~ 6.7% 的 EST 术后患者并发胆囊炎，且术后并发胆囊炎与 EST 术后 Oddi 括约肌功能障碍、肠胆反流、胆道细菌定殖关系密切。Fujimoto 等研究发现 522 例 EST 术后患者中，39 例（7.5%）患者并发胆囊炎，中位的发病时间为 3.2 年，且胆囊炎发生与 EST 术后胆道积气相关，即与 Oddi 括约肌结构破坏后导致的肠胆反流和胆道细菌定殖相关。

4. 胆管恶性肿瘤 有研究表明，长期胆管慢性炎症会增加胆管上皮细胞异型改变的风险，可能诱发胆管恶性肿瘤的发生。Tanaka 等对 410 例 EST 术后患者进行了平均 10 年的随访，其中 3 例患者在随访过程中出现新发胆管恶性肿瘤，发病时间分别为术后 3 个月、59 个月和 119 个月，提示 EST 术后胆管恶性肿瘤发病风险增加。同时研究提出长期 Oddi 括约肌功能丧失会导致胆道细菌定殖，慢性炎症以及胆汁中脱氧胆酸盐和磷脂酶 A2 等细胞毒性成分增多，这些因素可能和胆管恶性肿瘤发病率增加有关，但具体致癌机制仍有待阐明。同期 Mortensen 等也进行了类似研究，根据是否行 EST 治疗将患者分为两组，每组均有 10 690 例，比较术后胆管恶性肿瘤发病率，发现两组患者术后 1 年内胆管恶性肿瘤发病率较健康人群均明显增加，但两组之间并无统计学差异。随访 2 年后两组患者胆管恶性肿瘤发病率均明显下降，随访 5 年后两组患者胆管恶性肿瘤发病率虽均较普通人群略高，但两组之间无统计学差异。笔者推测随诊后胆管恶性肿瘤检出率的这一变化特点很可能是由于已经存在的早期胆管恶性肿瘤被漏诊，但在随后的随诊中在不同时期检出有关。就目前研究而言，EST 与胆管恶性肿瘤之间的相关性尚无定论。

四、病例点评

Oddi 括约肌具有重要的生理作用，它在调节胆汁和胰液流入十二指肠的流量、将肝脏分泌的胆汁适时转移到胆囊中、维持胆囊充盈、维持胆管内压力、防止十二指肠内容物反流至胆道内均发挥着不可替代的作用。内镜下逆行胰胆管造影（ERCP）联合内镜乳头括约肌切开（endoscopic sphincterotomy，EST）是临床首选且常用的胆总管结石的治疗方法，尤其是对于结石直径大于 1cm 的患者，需要行大切开或小切开加大柱状球囊扩张术，均会导致 Oddi 括约肌功能丧失，而这种功能丧失是人体无法自行恢复的。从而导致上述生理功能丧失，导致术后胆管结石复发率高达 20%，而胆管结石进一步可导致胆道梗阻、胆瘘、继发急性胆管炎、急性胰腺炎等多种问题，严重者危及生命。另外，EST 术后乳头狭窄、胆管炎、胆囊炎的发生概率显著增加，有研究报道甚至可能会增加胆管癌发病率。因此，如何恢复医源性损伤的 Oddi 括约肌的生理功能是目前困扰 ERCP 医师和肝胆外科医生的问题，而目前临床上尚无一种有效的方法将其恢复。

我们在国内外开创性地应用可旋转开合金属钛夹对切开的乳头括约肌行线性拉链式闭合，术后 3 周复查内镜，观察到切开的乳头括约肌基本愈合。应用 Oddi 括约肌压力测定评估 Oddi 括约肌生理功能，发现术后 3 周与术前切开前无明显差异。在常规 ERCP 导丝引导下插管成功后，行 Oddi 括约肌压力测定，得到在切开前的基础值，之后进行常规 ERCP 操作，取石结束后，在胆管内置入高位悬挂超长胆管支架（一方面预防术后肠胆反流；另一方面保护胆管，预防在闭合过程中将胆管夹闭），之后应用和谐夹进行十二指肠乳头括约肌成形术。术后 3 周的时候拔除支架，并评估乳头愈合情况，再次行 Oddi 括约肌测压评估 Oddi 括约肌压力恢复情况。根据愈合瘢痕是否达到切口起始部位，分为完全愈合和不完全愈合。结果显示：成形术后 3 周的 Oddi 括约肌压力与 EST 术前相比无明显差异。乳头愈合程度与压力恢复无明显关系，也就是无论是完全愈合还是不完全愈合，Oddi 括约肌压力均可恢复，随访至今均未见结石复发。此项技术在预防术后短期并发症和长期并发症两方面均具有不可替代的优势。应用此技术可预防术后短期内切口出血的问题，与此同时修复 Oddi 括约肌功能后，重建 Oddi 括约肌生理屏障，从而达到预防远期结石复发、乳头狭窄、胆囊炎，甚至预防胆管癌的发生。

（撰　写　闫秀娥　北京大学第三医院消化科）
（审　核　黄永辉　北京大学第三医院消化科）

参考文献

[1]Nzenza TC，Al-Habbal Y，Guerra GR，et al.Recurrent common bile duct stones as a late complication of endoscopic sphincterotomy[J].BMC Gastroenterol，2018，18（1）：39.

[2]Oliveira-Cunha M，Dennison AR，Garcea G.Late Complications After Endoscopic Sphincterotomy[J].Surg Laparosc Endosc Percutan Tech，2016，26（1）：1-5.

[3]Tanaka M，Takahata S，Konomi H，et al.Long-term consequence of endoscopic sphincterotomy for bile duct stones[J].Gastrointest Endosc，1998，48（5）：465-469.

[4]Yasuda I，Fujita N，Maguchi H，et al.Long-term outcomes after endoscopic sphincterotomy versus endoscopic papillary balloon dilation for bile duct stones[J].

Gastrointest Endosc，2010，72（6）：1185–1191.

[5]Sugiyama M，Atomi Y.Does endoscopic sphincterotomy cause prolonged pancreatobiliary reflux？[J].Am J Gastroenterol，1999，94（3）：795–798.

[6]Mandryka Y，Klimczak J，Duszewski M，et al.［Bile duct infections as a late complication after endoscopic sphincterotomy］[J].Pol Merkur Lekarski，2006，21（126）：525–527.

[7]Bergman JJ，van Berkel AM，Groen AK，et al.Biliary manometry，bacterial characteristics，bile composition，and histologic changes fifteen to seventeen years after endoscopic sphincterotomy[J].Gastrointest Endosc，1997，45（5）：400–405.

[8]Yang J，Jin H，Gu W，et al.Determinants of long–term complications of endoscopic sphincterotomy are infections and high risk factors of bile duct and not sphincter of Oddi dysfunction[J].Eur J Gastroenterol Hepatol，2015，27（4）：412–418.

[9]Kageoka M，Watanabe F，Maruyama Y，et al.Long–term prognosis of patients after endoscopic sphincterotomy for choledocholithiasis[J].Dig Endosc，2009，21（3）：170–175.

[10]Sugiyama M，Atomi Y.Risk factors predictive of late complications after endoscopic sphincterotomy for bile duct stones：long–term（more than 10 years）follow–up study[J].Am J Gastroenterol，2002，97（11）：2763–2767.

[11]Costamagna G，Tringali A，Shah SK，et al.Long–term follow–up of patients after endoscopic sphincterotomy for choledocholithiasis，and risk factors for recurrence[J].Endoscopy，2002，34（4）：273–279.

[12]Fujimoto T，Tsuyuguchi T，Sakai Y，et al.Long–term outcome of endoscopic papillotomy for choledocholithiasis with cholecystolithiasis[J].Dig Endosc，2010，22（2）：95–100.

[13]Mortensen FV，Jepsen P，Tarone RE，et al.Endoscopic sphincterotomy and long–term risk of cholangiocarcinoma：a population–based follow–up study[J].J Natl Cancer Inst，2008，100（10）：745–750.

EUS-BD（环状引流术）

一、病历摘要

（一）基本信息

患者女性，37 岁。

主诉： 间断上腹疼痛 3 年，确诊胃癌 14 个月，皮肤巩膜黄染 13 天。

现病史： 患者于 3 年前无明显诱因出现上腹痛，为针扎样痛，饥饿时加重，进食后可缓解，无恶心、呕吐，无腹泻、食欲缺乏，无黑便等不适，间断口服中药、多潘立酮、奥美拉唑等药物后腹痛可缓解。14 个月前患者自觉腹痛较前加重，向后背及双侧肋下放射，遂就诊于北京某某医院，完善腹盆腔增强 CT：胃体部大弯侧可见不规则软组织密度灶，胃占位伴溃疡，恶性可能性大；腹腔多发肿大淋巴结、大网膜增厚、双侧卵巢增大伴囊实性病灶，转移不除外；腹盆腔积液。进一步行胃镜检查提示胃体下部后壁可见巨大溃疡，较多白苔，周围黏膜充血，边缘欠规整，可见黏膜皱襞中断，病理提示低分化腺癌。北京某某医院病理会诊提示：胃体低分化腺癌（Lauren：弥漫型）；免疫组化：EBER（－）；EGFR（＋）；HER2（0）；MLH（＋），MSH2（＋），MSH6（＋），PMS2（＋）；pan-TRK（－）；PD-L1（22C3）（CPS：5）。2021 年 5 月 6 日 PET-CT：胃体下后壁不均匀增厚伴代谢增高，符合进展期胃癌表现，肿瘤累及局部胃壁全层，伴：①多发淋巴结转移（主要累及肝胃间隙、肝十二指肠间隙、胰头周围、腹膜后、肠系膜区、左侧膈肌脚后方、肋膈角区、左侧髂血管旁、双侧盆壁），其中肋膈角部位淋巴结可疑累及局部肝包膜；②大网膜转移，双侧附件转移，合并腹、盆腔大量积液。考虑诊断胃低分化腺癌（$cT_{4a}N_3M_1$ IV B 期），遂于 2021 年 5 月 14 日至 2021 年 12 月 17 日于我院肿瘤科行一线 12 周期 FLOT 方案化疗，治疗后评效提示维持部分缓解（PR），建议行口服替吉奥维持治疗，患者口服替吉奥 1 个月，因药物反应大遂停药。1 个月前患者无明显诱因出现中上腹伴双肋下痛，为针扎样痛或胀痛，自行口服泰勒宁（氨酚羟考酮片）可好转，伴恶心、呕吐，呕吐为胃内容物，每天均发作。13 天前出现巩膜黄染伴皮肤瘙痒，小便发黄，大便发白，后出现皮肤黄染，呈进行性加重，无发热。完善腹部增强 CT 示双侧附件区肿物较前增大，胃壁改变基本同前。1 天前就诊于我院急诊，完善肝功能：丙氨酸氨基转移酶 120U/L ↑，碱性磷酸酶 557U/L ↑，天门冬氨酸氨基转移酶 251U/L ↑，γ-谷氨酰转肽酶 412U/L ↑，总胆红素 235.3μmol/L ↑。

MRCP：胃、十二指肠病变累及胰头？胆总管胰腺段狭窄，近端肝内外胆管增宽，胆囊增大，胆囊炎，胰腺小囊肿？左肾盂、近端输尿管扩张、积水，腹腔积液。现为求进一步治疗，以"胃低分化腺癌伴梗阻性黄疸"收入我科。患者自发病以来，精神可，饮食、睡眠不佳，小便发黄，大便发白，近 1 个月体重下降 2kg。

既往史： 2015 年因"阴道异常出血"行子宫内膜诊刮，病理提示子宫内膜息肉。2016 年行剖宫产手术。2021 年 10 月 29 日因右上肢轻度肿胀完善局部彩超提示右上肢 PICC 留置管周围局部血栓（在锁骨下静脉近腋静脉处置管周围可见血栓样回声，范围约 1.0cm×0.26cm），口服利伐沙班 10mg 1 次/日治疗后，复查彩超提示血栓消失，目前已拔出 PICC。否认肝炎、结核、疟疾病史，否认高血压、心脏病史，否认糖尿病、脑血管疾病、精神疾病史，否认外伤、输血史。否认食物、药物过敏史，预防接种史不详。

个人史： 生于河北省承德市，久居本地，无疫区、疫情、疫水接触史，无牧区、矿山、高氟区、低碘区居住史无化学性物质、放射性物质、有毒物质接触史，无吸毒史，无吸烟、饮酒史。

家族史： 父母健在，二姨确诊胃癌，否认其他家族性遗传病史。

（二）体格检查

全身皮肤黏膜黄染，双肺呼吸音清晰，未闻及明显干湿性啰音。心率 70 次/分，律齐，各瓣膜听诊区未闻及杂音，无心包摩擦音。腹平坦，腹部柔软，中上腹压痛，无反跳痛，中上腹可触及一约 2cm 大小包块，无明显滑动，质硬，有压痛。肝脏未触及，脾脏未触及，Murphy 氏征阳性，肾脏无叩击痛，无移动性浊音，肠鸣音正常。双下肢不肿。

（三）辅助检查

肿瘤标志物：CA19-9 130.9U/ml ↑，CA72-4 8.3U/ml ↑。

生化：淀粉酶 63U/L，脂肪酶 52.1U/L，丙氨酸氨基转移酶 109U/L ↑，天门冬氨酸氨基转移酶 260U/L ↑，总胆红素 249.88μmol/L ↑，直接胆红素 195.05μmol/L ↑，白蛋白 42g/L，碱性磷酸酶 530.8U/L ↑，肌酐 47μmol/L ↓，总胆固醇 5.63mmol/L ↑，甘油三酯 0.68mmol/L，γ-谷氨酰基转移酶 506U/L ↑，钾 3.7mmol/L。

血常规+CRP（北方）：白细胞 $4.5×10^9/L$，红细胞 $3.46×10^{12}/L$ ↓，血红蛋白 106g/L ↓，血小板 $243×10^9/L$，淋巴细胞百分比 19.1% ↓，中性粒细胞百分比 74.6%，C 反应蛋白 2mg/L ↑；凝血功能、术前免疫八项正常。

腹盆腔 CT 增强：胃癌化疗后复查，对比 2022 年 3 月 11 日 CT：胃壁改变大致同前。双侧附件区肿物较前增大，中央可见坏死，增强扫描呈不均匀环形强化。盆腔内积液较前增多。左盆壁可疑受累，局部输尿管管腔突然缩窄，上游尿路积水扩张，左肾强化减低。腹膜网膜略增厚，大致同前。余大致同前。诊断结论：胃癌化疗后复查：双侧附件区肿物较前增大，左盆壁受累继发左输尿管梗阻、左肾积水、功能减低，盆腔内积液增多，胃壁改变基本同前，腹膜网膜略增厚，基本同前，余大致同前。

MRCP：胆囊形态饱满，腔内未见异常信号，壁略增厚，周围渗出。胆总管胰腺段狭窄，其近端肝内外胆管增宽。肝脏未见明显异常信号影。胃壁、部分十二指肠壁增厚。胰头部可疑受累，体部（SE4 IM14）可见小囊状长 T_2 信号影，主胰管未见扩张，周围脂肪间隙清楚。左肾盂、近端输尿管扩张、积水。肝脏、脾脏大小及形态未见明显异常。腹膜、网膜增厚。腹膜后多发淋巴结。腹腔积液。诊断结论：胃、十二指肠病变累及胰头？胆总管胰腺段狭窄，近端肝内外胆管增宽，胆囊增大，胆囊炎，胰腺小囊肿？左肾盂、近端输尿管扩张、积水，腹腔积液。

（四）诊断

胃癌；

梗阻性黄疸：胃癌转移所致可能性大。

（五）诊疗经过

患者青年女性，慢性病程，诊断为胃低分化腺癌伴多发转移，胆总管胰腺段狭窄伴梗阻性黄疸，十二指肠球狭窄。于全身麻醉下行十二指肠镜示幽门及十二指肠球明显狭窄，十二指肠镜难以通过，无法行 ERCP。移行部后壁见不规则溃疡，黏膜皱襞破坏，幽门及十二指肠球明显狭窄，见不规则溃疡，十二指肠镜难以通过，普通内镜（0.9cm）勉强通过，十二指肠降部未见异常。后行超声内镜引导下胆道穿刺双向引流术（EUS-BD），操作过程如下：诊断印象：全身麻醉下仰卧位，扇扫超声进镜，行肝内胆管扫查，见 S2/3 段胆管明显扩张，选取 S2 段胆管近分叉处为穿刺目标，使用 COOK-19G 穿刺针于贲门区穿刺目标胆管成功，回抽清亮胆汁，造影明确胆管方向，留置导丝，更换囊肿切开刀（6Fr）扩张穿刺通道，反复调整导丝通过胆总管狭窄段顺利进入十二指肠，留置导丝，置入 7.5Fr 鼻胆管（多侧孔）行胆道内外引流，引流通畅，退镜。诊断结论：胆总管狭窄，超声内镜引导下胆道穿刺双向引流术（EUS-BD）。

术后当晚患者出现中上腹痛，同术前，查体中上腹压痛明显，无反跳痛，肠鸣音正常，已排气。进一步完善胸腹部平扫 CT，急诊阅片示胸部 CT 未见明显异常，腹腔少量游离气体，以肝区明显，后患者出现发热，白细胞较前升高，中性粒细胞百分比明显升高，遂予头孢他啶联合甲硝唑抗感染。病情平稳后再次全身麻醉下进镜，于口腔内使用无菌剪刀剪断鼻胆管，异物钳夹住鼻胆管，X 线监视下调整鼻胆管位置，确保多侧孔所在节段位于胆管内，内镜引导下将鼻胆管口侧断端经胃腔置入十二指肠降部远端，同时观察鼻胆管另一端，经十二指肠主乳头穿出位于十二指肠肠腔内，X 线观察鼻胆管改制超长引流管位置良好，吸气后退镜（病例 21 图 1）。诊断结论：胆总管狭窄，鼻胆管改超长胆道双向引流管超声内镜引导下胆道穿刺双向引流术后（EUS-BD）。

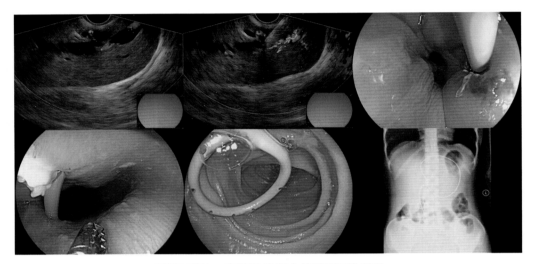

病例21图1　病情平稳后内镜下及X线所见

（六）随访

术后患者检验指标较前明显改善，完善腹平片见环形支架，位置佳。遂逐渐恢复饮食至半流食，予以出院。嘱肿瘤科继续就诊，定期消化科门诊随诊。

二、病例分析

患者年轻女性，慢性病程，近期加重。目前已经明确诊断为胃低分化腺癌（四期）伴多发转移，肿瘤治疗效果不理想，近期出现的梗阻性黄疸考虑肿瘤转移所致可能性大，首选 ERCP 减黄治疗，如果 ERCP 失败，则超声内镜引导下胆管穿刺引流术或经皮经肝穿刺胆管引流术（PTCD）可作为进一步治疗选择。

三、疾病和相关诊治技术介绍

内镜下逆行胰胆管造影（ERCP）目前已成为解除和缓解胆道梗阻的一线治疗方案。但即使是经验丰富的 ERCP 医师，仍有 5% ~ 10% 的失败率，尤其是解剖结构改变的术后 ERCP、肠腔明显狭窄内镜无法到达乳头部位等情况下。过去在

ERCP 失败时，常常选择经皮经肝穿刺引流（PTBD），但 PTBD 术后常常会发生胆漏、感染、导管移位等并发症，高达 33%。2001 年国外学者首次报道超声内镜引导下胆管穿刺引流术（EUS guided biliary drainage，EUS-BD），随着内镜技术和附件的不断进步，目前该技术已成为 ERCP 失败后的首选治疗方案。

EUS-BD 穿刺途径分两种，一种为经胃经肝内穿刺，另一种为经十二指肠肝外穿刺途径。具体有三种操作方法：①超声内镜引导下经腔内穿刺引流，包括胆管十二指肠吻合术（EUS-CDS）和肝胃吻合术（EUS-HGS）；②超声内镜引导下对接技术；③超声内镜引导下顺行技术（EUS-AG）。具体采用哪种方法，需要结合患者具体情况来决定。

EUS-BD 具体操作方法如下：应用超声内镜扫查胆管系统，选择穿刺点，若选择胃内作为穿刺点，则在左肝管与胃壁之间建立通道，若选择十二指肠作为穿刺点，则在肝外胆管与十二指肠之间建立通道。应用 19G 穿刺针进行穿刺，抽吸少许胆汁确认为胆管内，之后注入造影剂显示胆管走形，交换穿刺针，沿导丝置入囊肿切开刀行穿刺通道切开后，再进行导丝位置的调整，如若导丝顺利通过十二指肠乳头或胆肠吻合口，可根据具体情况选择对接技术或顺行技术。若导丝无法通过乳头或吻合口，则选择 EUS-CDS 或 EUS-HGS 置入支架。对于对接技术，因操作过程中需要进行内镜的交换，需要术者能够熟练掌控导丝，才不会发生在内镜交换过程中导丝脱出的情况。但对接技术的优势在于不用对穿刺通道进行球囊扩张，减少了术后胆漏的发生率，文献报道对接技术总体成功率 81%，并发症发生率 10%。顺行技术在操作上相比对接技术减少了内镜交换的步骤，技术成功率可达 91%，但需要扩张穿刺通道，术后出现出血、胆漏的概率增加，所以各有利弊，具体选择哪种方式，则需要术者根据患者具体情况决定。Tyberg 提出以下选择策略：若影像提示肝内胆管扩张，则应经肝内途径穿刺，首选超声内镜引导下顺行技术，若失败，则采用肝胃吻合术。若影像上提示无明显肝内胆管扩张的患者，则应经肝外途径穿刺，首选超声内镜引导下对接技术，若失败，则进行胆管十二指肠吻合术。Iwashita 则提出，以内镜是否能到达十二指肠乳头作为选择依据，若能到达，则首选对接技术，若不能到达，则首选顺行技术，若两者都不可以的话，则进行肝胃吻合术或胆管十二指肠吻合术。若 EUS-BD 无法成功，则可尝试 PTBD 治疗。

并发症方面，相比 ERCP 术后胰腺炎为常见的并发症，但 EUS-BD 对乳头刺激较少或无刺激，术后胰腺炎发生率很低。EUS-BD 术相对常见的不良事件包括出血（4%）、胆漏（4%）、气腹（3%）、支架移位（2% ~ 7%）、胆管炎（2% ~ 4%）、腹痛（1% ~ 5%）及腹膜炎（1% ~ 3%）等，大多数可通过保守治疗好转；少见但严重的不良事件包括穿孔（0 ~ 5%）和脓毒症（0 ~ 3%）。经肝内途径穿刺的不良事件发生率（18% ~ 30.5%），高于经肝外途径穿刺（9.3% ~ 14%）。

总之，EUS-BD 作为一种有效的胆管引流手段，可作为 ERCP 失败后的首选治疗方法。但需要术者熟悉 EUS 和 ERCP 操作要领，方可减少术后并发症发生率，提高成功率。

四、病例点评

本例患者为 ERCP 失败后改行 EUS-BD 的成功案例。本例的特殊之处在于应用改制的肠内胆管延伸型引流支架，实现了 EUS-BD 的双向引流，也就是将 EUS-HGS 和 EUS 顺行技术融于该一体式支架。增加了胆汁引流量，术后退黄效果更好。该案例为超级微创再造理念的完美体现，一次操作，在不增加并发症和对患者损伤的基础上，再造两条引流通道，该技术的成功也有赖于团队自行研制的肠内延伸型胆管支架。

（撰　写　闫秀娥　北京大学第三医院消化科）
（审　核　黄永辉　北京大学第三医院消化科）

参考文献

[1]Baars JE，Kaffes AJ，Saxena P.EUS-guided biliary drainage：A comprehensive review of the literature[J].Endosc Ultrasound，2018，7（1）：4-9.

[2]Giovannini M，Moutardier V，Pesenti C，et al.Endoscopic ultrasound-guided bilioduodenal anastomosis：a new technique for biliary drainage[J].Endoscopy，2001，33（10）：898-900.

[3]Minaga K，Kitano M.Recent advances in endoscopic ultrasound-guided biliary drainage[J].Dig Endosc，2018，30（1）：38-47.

[4]Wang K，Zhu J，Xing L，et al.Assessment of efficacy and safety of EUS-guided biliary drainage：a systematic review[J].Gastrointest Endosc，2016，83（6）：1218-1227.

[5]Tyberg A，Desai AP，Kumta NA，et al.EUS-guided biliary drainage after failed ERCP：a novel algorithm individualized based on patient anatomy[J].Gastrointest Endosc，2016，84（6）：941-946.

[6]Iwashita T，Yasuda I，Mukai T，et al.EUS-guided rendezvous for difficult biliary cannulation using a standardized algorithm：a multicenter prospective pilot study（with

videos）[J].Gastrointest Endosc，2016，83（2）：394-400.

[7]Boulay BR，Lo SK.Endoscopic Ultrasound-Guided Biliary Drainage[J].Gastrointest Endosc Clin N Am，2018，28（2）：171-185.

[8]Minaga K，Kitano M.Recent advances in endoscopic ultrasound-guided biliary drainage[J].Dig Endosc，2018，30（1）：38-47.

[9]Alvarez-S á nchez MV，Jenssen C，Faiss S，et al.Interventional endoscopic ultrasonography：an overview of safety and complications[J].Surg Endosc，2014，28（3）：712-734.

[10]Dhir V，Artifon EL，Gupta K，et al.Multicenter study on endoscopic ultrasound-guided expandable biliary metal stent placement：choice of access route，direction of stent insertion，and drainage route[J].Dig Endosc，2014，26（3）：430-435.

胰腺癌伴十二指肠梗阻、胆管梗阻

一、病历摘要

（一）基本信息

患者男性，53岁。

主诉：皮肤黄染伴尿色加深20天。

现病史：20天前患者无明显诱因出现皮肤巩膜黄染，伴尿色加深，呈咖啡色，伴呕吐一次，为咖啡色物，量约30ml。无腹痛、腹胀，不伴发热、乏力、食欲缺乏，未予诊治。10天前上述症状再发，就诊于当地医院查肝功能提示谷丙转氨酶602U/L，谷草转氨酶279U/L，总胆红素145μmol/L，碱性磷酸酶507U/L，谷氨酰基转移酶551U/L；血淀粉酶、脂肪酶正常；肿瘤标志物CA19-9 1200U/ml；MRCP检查提示胰头占位，不除外累及十二指肠可能，肝脏异常信号，转移瘤不除外。肝内外胆管及胰管扩张，胆囊结石，为求进一步诊治收入院。自发病以来，患者精神欠佳，食欲欠佳，体重下降20kg，大便色如常，小便如前述。

既往史：否认肝炎、结核病史，否认高血压、心脏病、糖尿病史，否认精神疾病史，否认手术外伤输血史，否认食物药物过敏史。

个人史：生于河北省，久居本地，无疫区，疫水接触史，无化学毒物及放射性物质接触史，无吸毒史，吸烟30年，10支/天，饮酒30年，2次/周，每次约5瓶啤酒。

家族史：否认家族性遗传病史。

（二）体格检查

体温36.2℃，脉搏90次/分，呼吸20次/分，血压132/81mmHg。一般情况尚可，消瘦体型，全身皮肤黄染，巩膜黄染。双肺呼吸音清，未闻及干湿啰音。心界不大，心律齐，各瓣膜听诊区未闻及杂音。腹平坦，未见腹壁静脉曲张，腹软，无压痛、反跳痛及肌紧张，肝脾未触及，未及包块。Murphy征阴性，麦氏点无压痛，肝肾区无叩痛，移动性浊音阴性，肠鸣音正常，4次/分。双下肢无水肿。

（三）辅助检查

胃镜：胃内大量潴留液，十二指肠球降交界处肠腔明显狭窄，线样，内镜无法通过，表面呈结节状，活检质地脆。胃镜病理提示：黏膜上皮肿瘤，呈明显乳头状或微乳头状增生，形态高度提示胰腺导管内乳头状黏膜性肿瘤或黏膜腺癌累及十二指肠。

腹部增强 CT：胆总管下段管壁明显增厚，管腔狭窄，局部管腔截断，上游胆管扩张，胰腺实质未见明显异常（病例 22 图 1）。诊断为胆总管狭窄，考虑癌（Ca），继发胆胰管梗阻扩张，肝内多发占位，考虑转移。

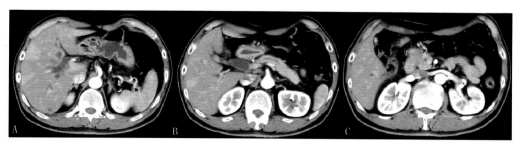

病例22图1　腹部增强CT

A：肝内多发占位；B：胆胰管增宽；C：胰头近钩突部占位。

实验室检查：血常规、血沉、凝血功能正常。便常规可见脂肪球，潜血阴性。肝功能：谷丙转氨酶 367U/L，谷草转氨酶 101U/L，总胆红素 298μmol/L，直接胆红素 235μmol/L，γ–谷氨酶 264U/L，碱性磷酸酶 461U/L。血淀粉酶正常，血脂肪酶 669U/L，CA19–9 4551U/ml。

（四）诊断

胰腺癌伴梗阻性黄疸；

十二指肠梗阻。

（五）诊疗经过

患者入院后拟行内镜逆行胰胆管造影术（ERCP）下胆管支架置入术，解除梗阻性黄疸。但胃镜难以通过十二指肠球降交界狭窄，根据胃镜和活检病理结果考虑十二指肠球降交界狭窄为胰腺癌浸润所致。在此情况下，解决患者胆管梗阻有两个办法：①因十二指肠镜无法到达乳头部位，只能行超声内镜引导下胆管引流术（EUS–BD），但此方法的弊端在于仅能解决患者胆管梗阻，而无法解决消化道梗阻；②先置入十二指肠金属支架，之后十二指肠镜通过十二指肠支架，到达乳头部位后行 ERCP 下胆管支架置入术。考虑患者营养补充的问题，在与患者及家属充分沟通后，采取第二套方案。在行胃肠减压抽取胃内潴留液后，行十二指肠支架置入术，2 天后待十二指肠支架已扩张完全后，行 ERCP 置入胆道金属支架。操作过程均顺利。

1. 十二指肠支架置入过程（内镜及X线影像）见病例22图2、病例22图3。

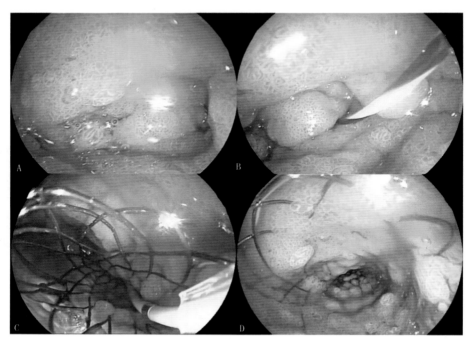

病例22图2　十二指肠支架置入过程（内镜）

A：内镜无法通过；B：导丝通过狭窄；C：支架释放过程；D：支架。

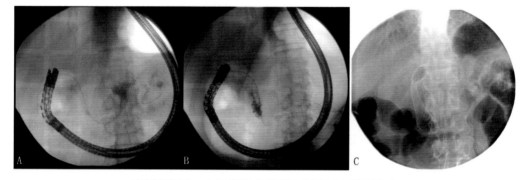

病例22图3　十二指肠支架置入过程（X线影像）

A：导丝通过狭窄段；B：造影剂确定狭窄范围；C：X线引导下支架释放。

2. 胆管金属支架置入过程（内镜及X线影像）见病例22图4、病例22图5。

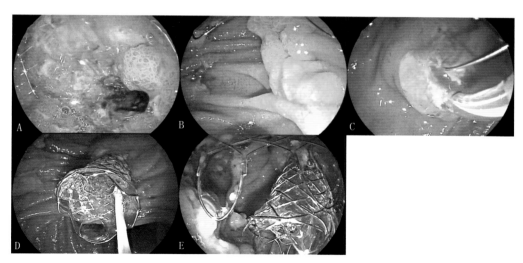

病例22图4　胆管金属支架置入过程（内镜）

　　A：内镜下见支架尚通畅；B：十二指肠镜通过支架到达乳头；C：导丝引导下胆管插管成功；
D：内镜下胆管支架置入；E：内镜下见双支架。

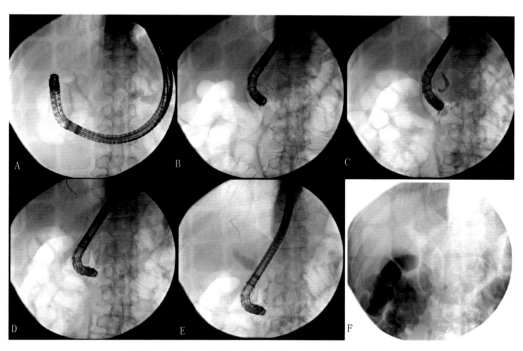

病例22图5　胆管金属支架置入过程（X线影像）

　　A：X线下镜身与十二指肠支架关系；B：内镜成功通过支架并拉直；C：导丝引导下胆管插
管；D：导丝引导下胆管插管成功；E：造影剂确定狭窄位置及范围；F：X线下双支架影像。

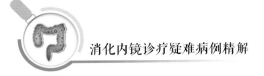

（六）随访

术后患者胆红素有所下降，因肿瘤晚期，签字出院。随访患者于术后 3 个月逝世。

二、病例分析

1. 本例患者诊断明确，为胰腺癌晚期，伴肝脏多发转移。治疗上因已无手术机会，采取姑息治疗方法。结合患者本人及家属意愿，仅为解决消化道梗阻和胆管梗阻为本次住院主要治疗目标。

2. 胆管狭窄约 70% 为恶性，20% 为良性，10% 患者不确定。该患者外院影像学和我院增强 CT 均存在典型的胰腺恶性肿瘤征象，即动脉期低强化，静脉期延迟增强，并且具有侵袭性生长的特点，结合患者 CA19-9 明显升高，考虑患者胆管梗阻是由于胰腺癌浸润胰头段胆管导致的恶性狭窄。

3. 胆管恶性狭窄伴梗阻性黄疸，是否需要进行减黄治疗，取决于患者是否具有手术机会。若患者具有手术机会，因术前减黄会增加术后并发症发生率，术中手术区域炎症明显，粘连严重，术前不建议进行任何内镜减黄治疗（包括 ERCP 置入塑料支架、金属支架或 EUS 引导下胆管引流术），但以下情况例外：①患者合并急性胆管炎，如不减黄，可能造成感染中毒性休克等危及生命的情况；②患者总胆红素 ≥ 300μmol/L，外科医生建议减黄治疗。若患者已无手术机会或全身状态及其他情况不适宜行外科手术时，可以进行内镜减黄治疗。

4. 减黄治疗的方法选择，目前包括两种：① ERCP 置入胆管塑料或金属支架进行减黄治疗；②超声内镜引导下经胃或经十二指肠胆管引流术（EUS guided biliary drainage，EUS-BD），以上两种方法孰优孰劣，目前尚无定论。传统方法采用 ERCP 置入胆管支架，在 ERCP 失败或内镜无法到达十二指肠乳头时采用 EUS-BD 方法。但无论是塑料支架还是金属支架均存在堵塞问题。塑料支架通畅期较短，一般为 3 个月，适宜于预计生存期小于 3 个月的患者。金属支架通畅期较长，通常在半年甚至更长，适宜于预计生存期大于 3 个月的患者。但金属支架也存在堵塞及费用昂贵等问题，需与患者及家属沟通协商后决定。

5. 本例患者同时存在消化道梗阻，对于患者营养的问题，肠内营养的并发症和效果均优于全胃肠外营养，因此本例患者首选置入十二指肠支架解决消化道梗阻。

三、疾病和相关诊治技术介绍

本例患者的难点主要是治疗方法的选择。因此，对恶性梗阻性黄疸的减黄治疗方法选择上进行简要介绍。

在临床上，导致胆道狭窄的病因多由恶性疾病所致，约占 70%。常见的可导致恶性肝外胆道狭窄的疾病主要为胰腺癌或胆管癌，其他较少见的原因还有壶腹癌、胆囊癌、肝细胞癌、淋巴瘤和转移性疾病。根据胆道狭窄的范围和程度，可将恶性肝外胆道狭窄分为可手术切除的或不可手术切除的，内镜操作目前多用于可切除狭窄的术前胆道引流或者不可切除狭窄的姑息治疗。

1. 可切除的恶性肝外胆道狭窄　当确定胆道狭窄为恶性疾病所致后，需评估病变是否可以通过手术进行治疗。但在明确诊断时，只有约 30% 的胆道狭窄是可切除的。

由于高胆红素血症与更高的术后并发症死亡率相关，可行行术前胆道引流解除高胆红素血症以降低手术风险。但大多数临床研究显示，对恶性肝外胆道梗阻患者行术前支架置入并未显示出任何益处，甚至会增加不良事件发生的风险。在新英格兰杂志发表的一项大型临床随机对照试验表明，接受术前胆道引流的患者与早期手术相比，严重不良事件的发生率更高。在多项 meta 分析和系统综述中也并未显示出术前胆道引流的优势，不建议常规行术前胆道引流，而且在一项包括六项随机临床试验的系统评价（$n = 520$）表明，术前胆道引流与直接手术相比，不良事件的发生率更高。美国胃肠内镜协会的指南不建议术前常规行 ERCP，除非患者存在胆管炎、严重瘙痒、手术可能延迟或正在考虑新辅助化疗和放疗等情况。另外，一项针对 1200 例患者的回顾性研究显示，术前胆红素水平高于 $300\,\mu\,mol/L$ 会增加严重的发病率并降低长期生存率，建议在术前适当行胆道引流。尽管如此，大多数医师仍会在常规手术前行 ERCP 进行胆道引流。

2. 不可切除的恶性肝外胆道狭窄　大多数恶性胆道狭窄在发现时已无法手术切除，此时内镜姑息治疗的目的是减轻患者的症状，手段包括通过 ERCP 放置支架、超声内镜引导下胆汁引流和胆道射频消融术，其中 ERCP 放置支架是内镜姑息治疗的主要方式。

恶性肝外胆道狭窄所放置的支架种类和良性狭窄相同，包括塑料支架和自膨胀金属支架（SEMS），SEMS 可分为不覆膜（UCSEMS）、部分覆膜（PCSEMS）和全覆膜（FCSEMS）。在多项研究中，SEMS 均显示出更好的通畅性和患者存活率、更少的不良事件和更低的再干预率。虽然 SEMS 更为昂贵，但 SEMS 再干预次数较少，因而 SEMS 较塑料支架并未显著增加成本。塑料支架通常仅用于预期寿命较短的恶性疾病患者。在金属支架中，UCSEMS 不易迁移，但黏膜增生向内生长可导致支架过早阻塞和支架嵌入胆道壁而难以移除。FCSEMS 具有无孔膜状涂层，旨在防止支架嵌入组织并易于移除，但是会增加支架移位的风险。

　　许多研究已经比较了各类 SEMS 在处理恶性肝外胆管狭窄中的作用，但结论相互矛盾。早期的研究结果显示 FCSEMS 成功地预防了肿瘤向内生长，并且在治疗远端恶性胆道梗阻患者中明显优于 UCSEMS。但研究者也指出，应特别注意 FCSEMS 所特有的如急性胆囊炎和胰腺炎等不良事件。但随后有研究指出，FCSEMS 与 UCSEMS 相比，并未显示出显著的差异。但争议仍在继续，在后来的一项 meta 分析中，比较了 FCSEMS 与 UCSEMS 在远端恶性胆道狭窄中的作用，结果显示 FCSEMS 与更长的支架通畅性和支架生存时间相关。相反地，最近进行了一项随机多中心试验结果显示在肝外胆道狭窄的治疗中，FCSEMS 具有更多的支架移位和更早的支架闭塞。其他两项大型研究和两项 meta 分析均显示，在支架通畅性和不良事件方面，FCSEMS 相比未覆膜的 SEMS 没有明显的益处。此外，还有研究指出，具有抗移位结构的 SEMS 较 UCSEMS 有更长的通畅时间，近端未覆膜的部分覆膜 SEMS 较全覆膜或未覆膜的 SEMS 有更好的通畅性。鉴于缺乏共识，需要进一步的研究来确定 UCSEMS 与 FCSEMS 在肝外胆管狭窄中的作用。

　　3. 超声内镜引导下胆道引流（endoscopic ultrasound-guided biliary drainage，EUS-BD）　当由于各种原因，无法通过 ERCP 进行胆道引流时，传统上会采用经皮肝穿刺胆道引流术（percutaneous transhepatic biliary drainage，PTBD）的方法，但 PTBD 是一种高风险的手术，其与导管错位、感染、出血、胆漏、急性胆管炎和气胸等多种不良事件相关，相关率的可达 33%。目前普遍认为，EUS-BD 可作为 ERCP 失败后进行胆道引流的一种侵入性较小且更安全的替代方法。

　　EUS-BD 具有很多优势。首先，具有微创性，可以在 ERCP 失败后由同一位医师在同一疗程内直接进行。其次，可以实现肝内和肝外胆管的引流。再次，由于是微创的，几乎没有操作相关的疼痛。最后，与 PTBD 相比，没有外部引流管，不会出现移位或限制患者的日常活动的情况。此外，患者的预计住院时间较短（类似于 ERCP），报告的不良事件率远低于 PTBD。

　　最近一项包括了 9 项研究的 meta 分析显示，在 ERCP 失败的胆道狭窄的患者中，EUS-BD 和 PTBD 表现出同等的技术成功率，但 EUS-BD 与更好的临床成功率相关，术后不良事件更少，再干预率更低。此外，EUS-BD 和 PTBD 在住院期间没有观察到显著差异，但 EUS-BD 更具成本效益。

　　EUS-BD 最常见的方法是经胃入路至肝内胆道系统和经十二指肠入路至肝外胆道系统，包括 EUS 引导下胆总管十二指肠造瘘术、EUS 引导下胆囊十二指肠造瘘术、EUS 引导下肝肠造瘘术和 EUS 引导下对接引流术等方法。但到目前，尚无支持 EUS-BD 最佳策略的随机对照试验，如何在肝内或肝外入路或对接引流技术之间进行选择尚无正式共识。所以，仍需要更多的研究来明确每种方法的风险和获益及其在各种类型胆管狭窄中的效果。可以预见的是，在未来，EUS-BD 可能会作为主要的胆道引流技术而发挥重要作用。

四、病例点评

本病例的特点在于治疗方面，采取了十二指肠支架和胆道双金属支架的内镜治疗。首先，对于十二指肠支架的置入，由于球部与降部走形较为迂曲，在置入支架过程中若位置掌握不好，可能会造成支架一端顶入十二指肠壁，严重者造成穿孔。其次，若金属支架压迫十二指肠乳头，则为后续的胆道金属支架置入带来巨大困难。再次，在放置十二指肠金属支架后，内镜通过支架时需要一定技巧方可顺利通过到达乳头。否则可能会造成支架移位等不良后果。对于胆管恶性狭窄治疗的选择，除需考虑患者病情外，还需结合患者经济因素以及患者本人意愿来进行选择。金属支架也面临肿瘤新生物沿网眼长入，或者肠内容物反流入胆道，造成金属支架的堵塞。目前有抗反流支架以及我们自主研发的高位悬挂超长胆管支架，通畅期均有所延长，但仍需多中心临床研究来进一步证实其疗效。

（撰　写　闫秀娥　北京大学第三医院消化科）
（审　核　黄永辉　北京大学第三医院消化科）

参考文献

[1]van der Gaag NA，Rauws EA，van Eijck CH，et al.Preoperative biliary drainage for cancer of the head of the pancreas[J].N Engl J Med，2010，362（2）：129-137.

[2]Fang Y，Gurusamy KS，Wang Q，et al.Meta-analysis of randomized clinical trials on safety and efficacy of biliary drainage before surgery for obstructive jaundice[J].Br J Surg，2013，100（12）：1589-1596.

[3]Velanovich V，Kheibek T，Khan M.Relationship of postoperative complications from preoperative biliary stents after pancreaticoduodenectomy[J].A new cohort analysis and meta-analysis of modern studies.JOP，2009，10（1）：24-29.

[4]Yu-Dong Qiu，Jian-Ling Bai，Fang-Gui Xu，et al.Effect of preoperative biliary drainage on malignant obstructive jaundice：a meta-analysis[J].World J Gastroenterol，2011，17（3）：391-396.

[5]Sewnath ME，Karsten TM，Prins MH，et al.A meta-analysis on the efficacy of

preoperative biliary drainage for tumors causing obstructive jaundice[J].Ann Surg，2002，236（1）：17-27.

[6]Eloubeidi MA，Decker GA，Chandrasekhara V，et al.The role of endoscopy in the evaluation and management of patients with solid pancreatic neoplasia[J].Gastrointest Endosc，2016，83（1）：17-28.

[7]Alain Sauvanet，Jean-Marie Boher，François Paye，et al.Severe Jaundice Increases Early Severe Morbidity and Decreases Long-Term Survival after Pancreaticoduodenectomy for Pancreatic Adenocarcinoma[J].J Am Coll Surg，2015，221（2）：380-389.

[8]Yang D，Perbtani YB，Qi A，et al.Survey study on the practice patterns in the endoscopic management of malignant distal biliary obstruction[J].Endosc Int Open，2017，5（8）：754-762.

[9]Ballinger AB，McHugh M，Catnach SM，et al.Symptom relief and quality of life after stenting for malignant bile duct obstruction.Gut，1994，35（4）：467-470.

[10]Harsha Moole，Amy Jaeger，Micheal Cashman，et al.Are self-expandable metal stents superior to plastic stents in palliating malignant distal biliary strictures？A meta-analysis and systematic review[J].Med J Armed Forces India，2017，73（1）：42-48.

[11]Almadi，MA，Barkun A，Martel M.Plastic vs.Self-Expandable Metal Stents for Palliation in Malignant Biliary Obstruction：A Series of Meta-Analyses[J].Am J Gastroenterol，2017，112（2）：260-273.

[12]Walter D，van Boeckel PGA，Groenen MJ，et al.Cost Efficacy of Metal Stents for Palliation of Extrahepatic Bile Duct Obstruction in a Randomized Controlled Trial[J].Gastroenterology，2015，149（1）：130-138.

[13]Sawas T，Al Halabi S，Parsi MA，et al.Self-expandable metal stents versus plastic stents for malignant biliary obstruction：a meta-analysis[J].Gastrointest Endosc，2015，82（2）：256-267.e7.

[14]Isayama H，Komatsu Y，Tsujino T，et al.A prospective randomised study of "covered" versus "uncovered" diamond stents for the management of distal malignant biliary obstruction[J].Gut，2004，53（5）：729-734.

[15]Do Hyun Park，Myung-Hwan Kim，Jung Sik Choi，et al.Covered versus uncovered wallstent for malignant extrahepatic biliary obstruction：a cohort comparative analysis[J].Clin Gastroenterol Hepatol，2006，4（6）：790-796.

[16]Won Jae Yoon，Jun Kyu Lee，Kwang Hyuck Lee，et al.A comparison of covered and uncovered Wallstents for the management of distal malignant biliary obstruction[J]. Gastrointest Endosc，2006，63（7）：996-1000.

[17]Saleem A，Leggett CL，Murad MH，et al.Meta-analysis of randomized trials comparing the patency of covered and uncovered self-expandable metal stents for palliation of distal malignant bile duct obstruction[J].Gastrointest Endosc，2011，74（2）：321-327.e1-3.

[18]Massimo Conio，Benedetto Mangiavillano，Angelo Caruso，et al.Covered versus uncovered self-expandable metal stent for palliation of primary malignant extrahepatic biliary strictures：a randomized multicenter study[J].Gastrointest Endosc，2018，88（2）：283-291.e3.

[19]Ban Seok Lee，Ji Kon Ryu，Dong Kee Jang，et al.Reintervention for occluded metal stent in malignant bile duct obstruction：A prospective randomized trial comparing covered and uncovered metal stent[J].J Gastroenterol Hepatol，2016，31（11）：1901-1907.

[20]Lee JH，Krishna SG，Singh A，et al.Comparison of the utility of covered metal stents versus uncovered metal stents in the management of malignant biliary strictures in 749 patients[J].Gastrointest Endosc，2013，78（2）：312-324.

[21]Jinjin Li，Tong Li，Ping Sun，et al.Covered versus Uncovered Self-Expandable Metal Stents for Managing Malignant Distal Biliary Obstruction：A Meta-Analysis[J].PLoS One，2016，11（2）：e0149066.

[22]Almadi MA，Barkun AN，Martel M.No benefit of covered vs uncovered self-expandable metal stents in patients with malignant distal biliary obstruction：a meta-analysis[J].Clin Gastroenterol Hepatol，2013，11（1）：27-37.e1.

[23]Masayuki Kitano，Yukitaka Yamashita，Kiyohito Tanaka，et al.Covered self-expandable metal stents with an anti-migration system improve patency duration without increased complications compared with uncovered stents for distal biliary obstruction caused by pancreatic carcinoma：a randomized multicenter trial[J].Am J Gastroenterol，2013，108（11）：1713-1722.

[24]Yudai Yokota，Mitsuharu Fukasawa，Shinichi Takano，et al.Partially covered metal stents have longer patency than uncovered and fully covered metal stents in the management of distal malignant biliary obstruction：a retrospective study[J].BMC Gastroenterol，2017，17（1）：105.

[25]Yarmohammadi H, Covey AM.Percutaneous biliary interventions and complications in malignant bile duct obstruction[J].Chin Clin Oncol, 2016, 5（5）: 68.

[26]Simon Nennstiel, Andreas Weber, Günter Frick, et al.Drainage-related Complications in Percutaneous Transhepatic Biliary Drainage: An Analysis Over 10 Years[J].J Clin Gastroenterol, 2015, 49（9）: 764-770.

[27]Salerno R, Davies SEC, Mezzina N, et al.Comprehensive review on EUS-guided biliary drainage[J].World J Gastrointest Endosc, 2019, 11（5）: 354-364.

[28]Jintao Guo, Marc Giovannini, Anand V Sahai, et al.A multi-institution consensus on how to perform EUS-guided biliary drainage for malignant biliary obstruction[J].Endosc Ultrasound, 2018, 7（6）: 356-365.

[29]Baars JE, Kaffes AJ, Saxena P.EUS-guided biliary drainage: A comprehensive review of the literature[J].Endosc Ultrasound, 2018, 7（1）: 4-9.

[30]Sharaiha RZ, Khan MA, Kamal F, et al.Efficacy and safety of EUS-guided biliary drainage in comparison with percutaneous biliary drainage when ERCP fails: a systematic review and meta-analysis[J].Gastrointestinal Endoscopy, 2017, 85（5）: 904-914.

[31]Boulay BR, Lo SK.Endoscopic Ultrasound-Guided Biliary Drainage[J].Gastrointest Endosc Clin N Am, 2018, 28（2）: 171-185.

病例23

Whipple术后胰肠吻合口狭窄

一、病历摘要

（一）基本信息

患者女性，54岁。

主诉：间断腹胀腹痛6年，加重10天。

现病史：患者6年前无明显诱因出现左下腹闷胀不适感，餐后加重，夜间为重，无放射，无恶心、呕吐、腹泻等，于体检中心查腹部B超发现胰腺肿物，后于外院行腹部增强CT提示：胰头及胰腺囊肿，病灶大小约4.1cm×2.9cm，胰管扩张，肝右叶囊肿，未予进一步诊治。其后数月间仍间断出现腹痛，为针扎样疼痛，无放射，可自行缓解。就诊于我院普外科，于2014年行腹腔镜探查，开腹胰十二指肠切除术，切除胰腺肿物病理提示浆液性囊腺瘤（微囊型），术后腹部症状明显缓解。1年前患者因食用凉食后出现左上腹胀痛，放射至后背部，疼痛剧烈，持续不能缓解，不伴发热，不伴恶心、呕吐，不伴胸闷胸痛。就诊于外院诊断为急性胰腺炎，给予抑酸、抗感染、抑制胰酶分泌治疗后好转，此后反复发作5次，性质、部位、缓解及治疗方式同前。10个月前就诊于我院门诊，查腹盆腔增强CT提示胰管直径约3mm左右，均匀增宽，原胰肠吻合口附近胰管中断，不除外小软组织阴影，诊断为胰腺术后改变，胰管扩张，肝内胆管少量积气，建议择期住院行内镜下治疗。6个月前患者再发腹痛，外院诊断为急性胰腺炎，MRCP提示胆道系统轻度扩张，胆总管局部信号不均，不除外小结石，胰管扩张，胰腺形态欠规整，信号欠均，周围可见少许渗出。腹部CT平扫提示考虑急性胰腺炎。后收住院行ERCP，在胰管内置入7Fr胰管支架。之后好转出院。半年后症状再次发作，再次诊断为急性胰腺炎，考虑为胰管支架脱落，为行进一步诊治再次收入院。

既往史：高血压9年，规律服用硝苯地平30mg，1次/日降压，血压控制于140/100mmHg，脑梗死1个月，服用阿司匹林、阿托伐他汀，否认肝炎、结核等病史，否认糖尿病，否认外伤输血史，否认食物药物过敏史。

个人史：生于黑龙江省，久居本地。无疫区、疫水接触史，无化学毒物及放射性物质接触史，无吸毒史，否认吸烟饮酒史。

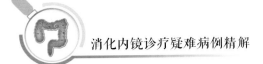

消化内镜诊疗疑难病例精解

家族史： 否认家族性遗传病史。

（二）体格检查

体温 36.5℃，脉搏 70 次 / 分，呼吸 20 次 / 分，血压 135/85mmHg。一般情况尚可，全身皮肤黄染，巩膜黄染。双肺呼吸音清，未闻及干湿啰音。心界不大，心律齐，各瓣膜听诊区未闻及杂音。腹平坦，腹部可见手术瘢痕，未见腹壁静脉曲张，腹软，剑突下轻压痛、反跳痛及肌紧张，肝脾未触及，未及包块。Murphy 征阴性，麦氏点无压痛，肝肾区无叩痛，移动性浊音阴性，肠鸣音正常，4 次 / 分。双下肢无水肿。

（三）辅助检查

影像学检查见病例 23 图 1 至病例 23 图 3。

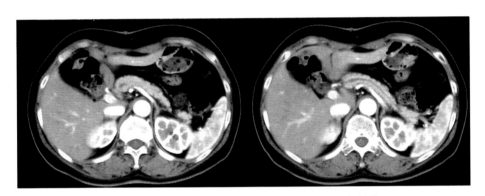

病例23图1　腹盆腔增强CT（第一次ERCP术前）

胰腺术后，主胰管扩张。

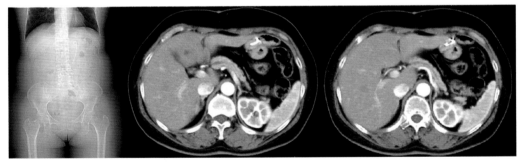

病例23图2　腹盆腔增强CT（第二次ERCP术前）

胰腺术后，主胰管扩张，胰管内未见支架，胃空肠吻合处见支架影。

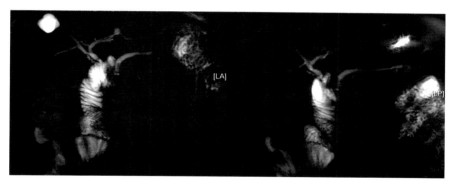

病例23图3　MRCP提示：胰腺占位术后改变，胰管扩张，胰管内结石？

实验室检查：入院查血常规、尿常规、肝肾功能、凝血功能、血沉、肿瘤标志物正常。

（四）诊断

Whipple 术后胰肠吻合口狭窄，伴急性胰腺炎反复发作。

（五）诊疗经过

该患者诊断明确，Whipple 术前诊断为胰腺浆液性囊腺瘤，术后胰肠吻合口引流管脱落，导致胰肠吻合口狭窄，胰液引流不畅，胰管内高压，从而导致急性胰腺炎反复发作和胰管增宽。第一次 ERCP 置入 7Fr 胰管支架，但术后半年胰管支架脱落，造成胰腺炎再次发作。再次行 ERCP 置入胰管支架，术后恢复良好，无术后并发症。

1. 第一次 ERCP 过程（内镜及 X 线影像）见病例 23 图 4、病例 23 图 5。

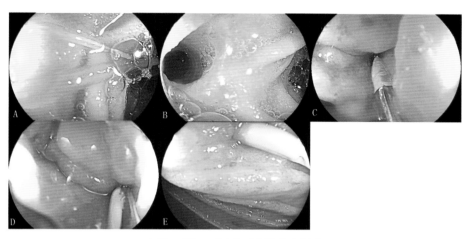

病例23图4　ERCP过程（内镜）

A：肠腔内见胰肠引流管；B：胆肠吻合口通畅；C：胰肠吻合口明显狭窄；D：导丝成功进入胰肠吻合口；E：胰管支架置入。

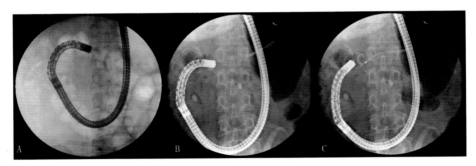

病例23图5　ERCP过程（X线影像）

A：导丝尝试进入胰肠吻合口；B：造影显示胰管明显扩张；C：胰管支架置入。

2．第二次ERCP过程（内镜及X线）见病例23图6、病例23图7。

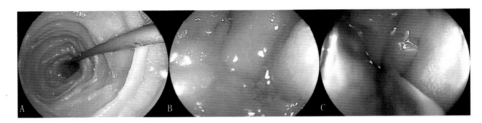

病例23图6　ERCP过程（内镜）

A：肠腔内见原胰管支架脱落；B：狭窄的胰肠吻合口；C：再次胰肠吻合口插管成功。

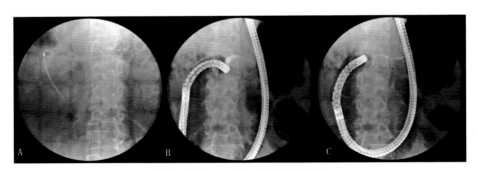

病例23图7　ERCP过程（内镜）

A：X线显示原胰管支架脱落；B：造影显示胰管明显增宽；C：胰管支架置入。

（六）随访

随访至今，患者未再发作急性胰腺炎。

二、病例分析

此病例为胰肠吻合口狭窄，为胰十二指肠切除术后（Whipple手术）的常见并发症之一。胰肠吻合口狭窄后，胰液引流不畅，胰管内高压，患者反复发作急性胰腺炎，最终导致胰腺萎缩，胰腺内外分泌功能不足，重症胰腺炎危及患者生命。对于胰肠吻合口狭窄的治疗包括两种：①手术治疗：但因患者之前已行 Whipple 手术，腹腔内广泛粘连，再加之胰腺炎反复发作，胰腺周围炎症包裹，导致二次手术难度大，风险高；②内镜治疗：一般采取 ERCP 下胰管支架置入，减轻胰管内高压，此方法的优势在于微创，但由于是胃肠道重建术后 ERCP，一般胰肠吻合口位于输入袢盲端，且多数位于荷包缝合底部，由于皱襞纠集以及吻合口明显狭窄，寻找胰肠吻合口的难度远远高于胆肠吻合口。由于胃肠道重建，多数采用前视镜进镜。若 ERCP 无法成功找到胰肠吻合口或者胰肠吻合口插管失败者，也可采用超声内镜引导下胰管引流术（EUS guided pancreatic drainage）。此项技术难度大，对术者要求高，且术后并发症发生率高达 30% 以上，因此建议谨慎选用。

三、疾病和相关诊治技术介绍

本病例诊断明确，主要涉及的是胃肠道重建术后患者所面临的临床问题以及治疗方法的选择。对于本例患者的胃肠道重建手术为 Whipple 手术，术后面临的问题是胰肠吻合口狭窄及其治疗问题。因此，就胃肠道重建术后患者所面临的临床问题以及治疗方法的进展方面做一介绍。

相比于具有正常胃肠解剖结构的患者，手术后解剖结构发生变化、传统侧视镜无法满意到达病变部位，正常的十二指肠乳头被吻合口取代及插管方向改变等问题插管困难增加，使得这部分患者 ERCP 的成功率明显下降。

Billorth Ⅰ式吻合，Billorth Ⅱ式吻合，包含 Bruan 吻合的 Billorth Ⅱ式吻合、Roux-en-Y 吻合以及 Whipple 手术是目前常用的几种胃肠道重建手术方式。其中 Billotrh Ⅰ式吻合基本保留了与常规生理结构相似的食管、胃、十二指肠的连续的解剖结构，该式式术后患者的 ERCP 成功率可达 100%。因此，目前对于胃肠道重建手术后的患者的 ERCP 新技术的研究主要集中在 Billorth Ⅱ式吻合，包含 Bruan 吻合的 Billorth Ⅱ式吻合、Roux-en-Y 吻合以及 Whipple 手术。

1. Billorth Ⅱ式吻合术后的 ERCP　Billorth Ⅱ式吻合术会形成胃空肠的端侧吻合以及十二指肠残端结扎后形成的输入袢以及与剩余正常肠道结构相连的输出袢，在单纯的 Billorth Ⅱ式吻合术后的患者中，ERCP 的成功率在 68% ~ 92%。在使用常规的侧视十二指肠镜进行 ERCP 时，首先由于侧向视野的缘故，会导致在区分输入袢并向其中进镜时难度增加，其次在进行胆管插管时 Billorth Ⅱ式吻合术后患者需向 5 点钟方向插管，而在胃肠道解剖正常情况下，一般是向 11 ~ 12 点钟方向进行胆管插管。

前视内镜可以更好的观察胃肠道结构，从而提高内镜进入输入袢到达乳头的成功率，同时还可减少操作时穿孔的发生率，但前视镜可能导致选择性插管的成功率下降，与前视镜缺乏抬钳器，导致插管时的操作难度增加所致。使用透明帽辅助的前视镜对 Billorth Ⅱ 式术后的患者进镜成功率为 91.5% ~ 100%，插管成功率达到 95.4% ~ 100%，透明帽可以帮助克服进入输入袢时的尖锐角度，同时展开空肠皱襞暴露处于盲区的乳头，并使镜头与肠壁间保持一个恰当的距离以获得一个良好的视野并提供足够的操作空间。而当十二指肠乳头被卡在透明帽中时，可以帮助其轴线对准，从而减低插管难度。此外，使用双腔内镜也是提高前视内镜插管成功率的一个有效的方法。双通道内镜在进行 ERCP 时可以通过一个通道伸出鼠齿钳固定十二指肠乳头，通过另一通道进行插管操作，在我们过去的研究中，使用双通道前视内镜的插管成功率可达 95%，而 ERCP 的总体成功率则为 82.6%。

2. 含 Bruan 吻合的 Billorth Ⅱ 式吻合术后的 ERCP　除单纯的 Billorth Ⅱ 吻合外，还有一些患者会在胃肠吻合口的远端将输入袢及输出袢的肠管进行侧侧吻合，称为 Braun 吻合，却会使 ERCP 的难度大大增加，含 Bruan 吻合的 Billorth Ⅱ 式吻合术后的患者在进行 ERCP 时其成功率仅有 29%。为了提高进镜成功率，可以进入位置较低的输出袢，之后在 Braun 吻合处，沿着中间开口的方向进镜，往往可以到达十二指肠乳头所在的输入袢。同时，在此基础上使用球囊造影引导进镜法可以进一步的提高成功率，通过这一方法可以使 ERCP 的成功率提高到 82.6%。

3. Roux-en-Y 吻合术后的 ERCP　Roux-en-Y 吻合是将空肠离断后将远段与需要引流的器官或病灶相连接（如胰脏、残胃、肝脏或假性囊肿等），同时近段空肠与远段空肠再次吻合，从而恢复消化道连续性。Roux-en-Y 吻合术后患者的 ERCP 成功率在 33% ~ 67%。使用前视内镜进行 ERCP 时，Roux-en-Y 吻合术后患者的成功率要低于 Billorth Ⅱ 式术后的患者，可能是由于 Roux-en-Y 吻合术后重建的胃肠道结构更长，使得进镜和插管更加困难。

研究者提出了使用双气囊小肠镜辅助进行 ERCP（double balloon enteroscope-assisted ERCP，DBE-ERCP）的方法。Erkan Parlak 等人使用双气囊小肠镜对 14 名 Roux-en-Y 式胆肠的患者施行了 ERCP，结果显示仅有 1 名患者因无法找到胆肠吻合口而失败，成功率达 92.9%。另一项研究中，在 86 例 Roux-en-Y 消化道重建术后患者的 DBE-ERCP 中有 75% 成功进入输入袢找到十二指肠乳头或胆肠吻合口，70% 胆道插管成功（60/86），同时仅有 2 例出现了术后并发症，说明 DBE-ERCP 对于 Roux-en-Y 吻合术术后患者安全可靠。此外，目前常见的双气囊小肠镜主要包括标准款及短款两种类型，标准款拥有 200cm 的工作长度，而短款则为 152cm，这也导致了对于标准长度的双气囊小肠镜，难以获得与其长度相匹配的 ERCP 器械，而短款则可以和大多数标准 ERCP 工具匹配，此外短款的双气囊小肠镜具有更好的操作性，因此短款的双气囊小肠镜可能更适合用于 ERCP。单气囊小肠镜目前也被用于 Roux-en-Y 吻合术后患者的 ERCP 中。相比于双气囊小肠镜，单气囊小肠镜所需的准备时间更短且具有更好的操作性。其诊断性造影的成功率在 68% ～ 80%，而治疗性 ERCP 的成功率则在 73% ～ 91%。现有的研究表明，在对 Roux-en-Y 术后的患者进行 ERCP 时，双气囊小肠镜与单气囊小肠镜在成功率及术后并发症的发生率上并没有见到显著性的差异。

　　4. Whipple 手术后的 ERCP　Whipple 手术大致可以分为经典的 Whipple 手术及保留幽门的 Whipple 手术两大类，Whipple 术后往往同时具有胃空肠吻合、胰肠吻合及胆肠吻合，因此对这类患者进行 ERCP 往往是极为困难的，既往的经验表明 Whipple 术后患者的 ERCP 成功率仅有 51%。针对 Whipple 术后的患者，气囊辅助内镜依然是一种可靠的 ERCP 工具。Mizukawa 等人使用双气囊小肠镜对 46 名 Whipple 术后的患者进行了 ERCP，结果其成功率高达 100%，同时仅有 7% 的患者出现了术后并发症（3 人术后出现胆管炎）。而在另一项研究中，使用气囊辅助内镜对 Whipple 术后的患者进行 ERCP 的成功率则为 85.7%，而术后没有患者出现 ERCP 相关症。此外，根据我们既往的研究，使用成人结肠镜进行 ERCP，在 Whipple 术后的患者中也可以获得高达 87.5% 的成功率，而结肠镜相比于气囊辅助内镜花费更低且操作更简单，提示其相比于气囊辅助内镜可能是 Whipple 术后的患者进行 ERCP 更好的选择。

四、病例点评

　　胃肠道重建术后患者因为术后胃肠结构的改变以及术后肠管粘连、成角等问题使得这类患者的 ERCP 一直被视为一个巨大的挑战，但是这类患者术后由于肠道菌群的改变，输入袢蠕动减慢等原因，导致术后胆胰系统疾病发生率明显升高，对 ERCP 的需求却越来越大。除 Billroth Ⅰ吻合外，无论是何种胃肠道重建手术，采用前视镜（双腔内镜、结肠镜、双气囊小肠镜等）进行 ERCP 其并发症发生率较低，且更容易到达改变解剖位置的乳头、胆肠或胰肠吻合口。插管过程需要根据不同的术式采用不同的插管技巧。比如 Billroth Ⅱ术后需要向 5 点方向插管，而胆肠胰肠吻合口狭窄则需要在镜身处于完全拉直的状态下仔细寻找和插管。胃肠道改建术后 ERCP 难度大、风险高、耗时长、对操作者技术要求高，为治疗内镜领域操作难度较大的一项技术。

（撰　写　闫秀娥　周明新　北京大学第三医院消化科）

（审　核　黄永辉　北京大学第三医院消化科）

参考文献

[1]Wu WG, Mei JW, Zhao MN, et al.Use of the Conventional Side-viewing Duodenoscope for Successful Endoscopic Retrograde Cholangiopancreatography in Postgastrectomy Patients[J].J Clin Gastroenterol, 2016, 50（3）: 244-251.

[2]Amer S, Horsley-Silva JL, Menias CO, et al.Endoscopic retrograde cholangiopancreatography in patients with surgically altered gastrointestinal anatomy[J]. Abdominal Imaging, 2015, 40: 2921-2931.

[3]Cicek B, Parlak E, Disibeyaz S, et al.Endoscopic retrograde cholangiopancreatography in patients with Billroth Ⅱ gastroenterostomy[J].J Gastroenterol Hepatol, 2007, 22（8）: 1210-1213.

[4]Cheng CL, Lin CH, Tang JH, et al.Double balloon endoscopy increases the ERCP success rate in patients with a history of Billroth Ⅱ gastrectomy[J].World J Gastroenterol, 2010, 16（36）: 4594-4598.

[5]Lee A, Shah JN.Endoscopic approach to the bile duct in the patient with surgically altered anatomy[J].Gastrointest Endosc Clin N Am, 2013, 23（2）: 483-504.

[6]Byun JW, Kim JW, Sung SY, et al.Usefulness of Forward-Viewing Endoscope for Endoscopic Retrograde Cholangiopancreatography in Patients with Billroth Ⅱ Gastrectomy[J].Clinical Endoscopy, 2012, 45（4）: 397-403.

[7]Park TY, Bang CS, Choi SH, et al.Forward-viewing endoscope for ERCP in patients with Billroth Ⅱ gastrectomy: a systematic review and meta-analysis[J].Surgical Endoscopy, 2018, 32（11）: 4598-4613.

[8]Joo YE, Park CH, Lee WS, et al.Cap-assisted ERCP in patients with a Billroth Ⅱ gastrectomy[J].Gastrointest Endosc, 2007, 66（3）: 612-615.

[9]Ki H, Park C, Jun C, et al.Feasibility of Cap-Assisted Endoscopic Retrograde Cholangiopancreatography in Patients with Altered Gastrointestinal Anatomy[J].Gut and Liver, 2014, 9（1）: 109-112.

[10]Park JS, Song TJ, Park TY, et al.Outcomes of ERCP in Billroth Ⅱ gastrectomy patients[J].Gastrointest Endosc, 2016, 83（6）: 1193-1201.

[11]Yao W, Huang Y, Chang H, et al.Endoscopic Retrograde Cholangiopancreatography Using a Dual-Lumen Endogastroscope for Patients with Billroth Ⅱ Gastrectomy[J].

Gastroent Res Pract，2013，2013（1）：146867.

[12]Xu B，Zhu YH，Qian MP，et al.Braun Enteroenterostomy Following Pancreaticoduodenectomy：A Systematic Review and Meta-Analysis[J].Medicine，2015，94（32）：e1254.

[13]Cicek B，Parlak E，Disibeyaz S，et al.Endoscopic retrograde cholangio-pancreatography in patients with Billroth Ⅱ gastroenterostomy[J].J Gastroenterol Hepatol，2007，22（8）：1210-1213.

[14]Wu W，Gu J，Zhang W，et al.ERCP for patients who have undergone Billroth Ⅱ gastroenterostomy and Braun anastomosis[J].World Journal of Gastroenterology，2014，20（2）：607-610.

[15]Wu W，Zhang W，Gu J，et al.Retrieval-balloon-assisted enterography for ERCP after Billroth Ⅱ gastroenterostomy and Braun anastomosis[J].World Journal of Gastroenterology，2014，20（31）：10921-10926.

[16]Wright BE，Cass OW，Freeman ML.ERCP in patients with long-limb Roux-en-Y gastrojejunostomy and intact papilla[J].Gastrointestinal Endoscopy，2002，56（2）：225-232.

[17]Fusaroli P，Serrani M，Lisotti A，et al.Performance of the forward-view echoendoscope for pancreaticobiliary examination in patients with status post-upper gastrointestinal surgery[J].Endoscopic Ultrasound，2015，4（4）：336-341.

[18]Frimberger E，Abdelhafez M，Schmid RM，et al.A novel mechanical simulator for cannulation and sphincterotomy after Billroth Ⅱ or Roux-en-Y reconstruction[J].Endoscopy International Open，2016，4（8）：922-926.

[19]Parlak E，Cicek B，Disibeyaz S，et al.Endoscopic retrograde cholangiography by double balloon enteroscopy in patients with Roux-en-Y hepaticojejunostomy[J].Surgical Endoscopy 2010，24（2）：466-470.

[20]Liu K，Joshi V，Saxena P，et al.Predictors of success for double balloon-assisted endoscopic retrograde cholangiopancreatography in patients with Roux-en-Y anastomosis[J].Dig Endosc，2017，29（2）：190-197.

[21]Shimatani M，Takaoka M，Okazaki K.Tips for double balloon enteroscopy in patients with Roux-en-Y reconstruction and modified child surgery[J].J Hepatobiliary Pancreat Sci，2014，21（4）：22-28.

[22]Shah RJ，Smolkin M，Yen R，et al.A multicenter，U.S.experience of single-balloon，double-balloon，and rotational overtube-assisted enteroscopy ERCP in

patients with surgically altered pancreaticobiliary anatomy（with video）[J].Gastrointest Endosc，2013，77（4）：593–600.

[23]Soh JS，Yang DH，Sang SL，et al.Single Balloon Enteroscopy–Assisted Endoscopic Retrograde Cholangiopancreatography in Patients Who Underwent a Gastrectomy with Roux–en–Y Anastomosis：Six Cases from a Single Center[J].Clinical Endoscopy，2015，48（5）：452–457.

[24]Tomizawa Y，Sullivan CT，Gelrud A.Single Balloon Enteroscopy（SBE）Assisted Therapeutic Endoscopic Retrograde Cholangiopancreatography（ERCP）in Patients with Roux–en–Y Anastomosis[J].Dig Dis Sci，2014，59（2）：465–470.

[25]Saleem A，Baron TH，Gostout CJ，et al.Endoscopic retrograde cholangiopancreatography using a single–balloon enteroscope in patients with altered Roux–en–Y anatomy[J].Endoscopy：Journal for Clinical Use Biopsy and Technique，2010，42（8）：656–660.

[26]Kianicka B，Lata B，Lata J，et al.Single balloon enteroscopy for endoscopic retrograde cholangiography in patients with Roux–en–Y hepaticojejuno anastomosis[J].World J Gastroenterol，2013，19（44）：8047–8055.

[27]Koning MD，Moreels TG.Comparison of double–balloon and single–balloon enteroscope for therapeutic endoscopic retrograde cholangiography after Roux–en–Y small bowel surgery[J].BMC Gastroenterol，2016，16（1）：98.

[28]Chahal P，Baron TH，Topazian MD，et al.Endoscopic retrograde cholangio-pancreatography in post–Whipple patients[J].Endoscopy，2006，38（12）：1241-1245.

[29]Mizukawa S，Tsutsumi K，Kato H，et al.Endoscopic balloon dilatation for benign hepaticojejunostomy anastomotic stricture using short double–balloon enteroscopy in patients with a prior Whipple's procedure：a retrospective study[J].BMC Gastroenterol，2018，18（1）：14.

[30]Itokawa F，Itoi T，Ishii K，et al.Single–and double–balloon enteroscopy–assisted endoscopic retrograde cholangiopancreatography in patients with Roux–en–Y plus hepaticojejunostomy anastomosis and Whipple resection[J].Dig Endosc，2014，26（2）：136–143.

[31]Li K，Huang Y，Yao W，et al.Adult colonoscopy or single–balloon enteroscopy–assisted ERCP in long–limb surgical bypass patients[J].Clin Res Hepatol Gas，2014，38（4）：513–519.

Whipple术后伴输入袢综合征

一、病历摘要

（一）基本信息

患者女性，77岁。

主诉： 食欲减退2年，间断腹部不适8个月。

现病史： 患者2年前无明显诱因出现食欲减退，未重视。8个月前进食海鲜后出现腹胀，伴上腹痛、恶心，无呕吐。无反酸、烧心、腹泻及黑便。就诊于外院门诊行腹部超声提示胆管狭窄（具体不详），给予中药治疗，症状略减轻。7个月前就诊我院，查转氨酶及γ-谷氨酰转肽酶升高，腹部CT及MRCP提示胆胰管扩张，胆总管胰管末端狭窄，胰头增大，收入院后考虑恶性可能性大，建议手术治疗，患者及家属反复考虑后拒绝手术，对症治疗后出院。出院后具体治疗情况不详。4个月前患者无明显诱因出现右上腹疼痛及发热，就诊于我院急诊，完善血化验及影像检查考虑急性化脓性胆管炎，行急诊ERCP，术中可见胆总管下段狭窄，考虑胰腺癌浸润可能，遂于胆管放置塑料支架一枚，术后患者病情好转出院，之后于外院行胰十二指肠切除术（Whipple手术），术后病理提示胰腺导管腺癌。术后未给予放化疗。20天前患者因发热伴上腹部不适就诊于社区医院，体温最高42℃，化验CA19-9 815U/L，转氨酶及胆红素升高，腹部超声提示大量腹腔积液，进一步完善腹部增强CT考虑Whipple术后，肠系膜区占位。现为进一步诊治收入我院。患者自发病以来，精神食欲差，大便不成形，每天3～5次，小便正常，体重减轻8kg。

既往史： 高血压20年，最高190/100mmHg，口服安博诺（厄贝沙坦氢氯噻嗪片），血压可控制在135/75mmHg。近期自测血压低，已停用降压药。高脂血症10余年，口服立普妥（阿托伐他汀钙）治疗。糖尿病1年余，未规律服用降糖药及监测血糖。否认肝炎、结核病史。否认心脏病及精神病史。否认食物药物过敏史，预防接种史不详。

个人史： 生于河北，久居本地。无疫区、疫水接触史，无化学物质、放射性物质接触史。无吸烟饮酒史。

家族史： 否认家族性遗传病史。

（二）体格检查

体温 36℃，脉搏 92 次 / 分，呼吸 20 次 / 分，血压 154/77mmHg。神志清楚，呼吸音略低。心律齐，各瓣膜听诊区未闻及杂音。腹部膨隆，可见手术瘢痕，腹部柔软，全腹部轻压痛，无反跳痛、肌紧张，未触及包块，肝脾肋下未及，Murphy 征阴性，移动性浊音阳性。肠鸣音 4 次 / 分。双下肢中度可凹性水肿。

（三）辅助检查

2019 年 5 月，我院第一次 ERCP（Whipple 术前）见病例 24 图 1。

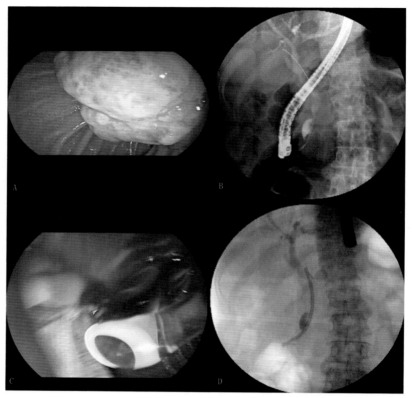

病例24图1　ERCP

A：乳头部见菜花样肿物；B：造影示胆管下段狭窄；C：置入胆管塑料支架；D：置入支架后 X 线图。

2019 年 6 月 6 日外院手术病理：十二指肠乳头及胰腺癌肉瘤，癌成分为中 – 低分化导管腺癌，肉瘤成分为骨肉瘤及纤维肉瘤。

2019 年 8 月 29 日外院腹部增强 CT：十二指肠切除术后，肠系膜区少血供占位，考虑恶性。病变累及肠系膜血管，腹腔积液。

2019 年 9 月 2 日外院胸片：双肺纹理增多，双侧胸腔积液。

2019 年 9 月 6 日外院化验：谷丙转氨酶 94U/L，谷草转氨酶 146U/L，γ-谷氨酰转肽酶 768U/L，癌胚抗原 6.55ng/ml，总胆红素 19.4mmol/L，直接胆红素 9.8mmol/L。

肿瘤标志物：CA19-9 1209U/L。

2019 年 9 月 16 日（我院）生化：谷丙转氨酶 109U/L，谷草转氨酶 140U/L，总胆红素 33μmol/L，碱性磷酸酶 1291U/L，白蛋白 25g/L；血常规：血红蛋白 96g/L，余正常。腹腔积液化验：外观淡黄色微浊，比重 1.013，细胞总数 450 个 / 微升，白细胞数 267 个 / 微升，单核细胞 83%，多核细胞 17%，腹腔积液白蛋白 13g/L，腹腔积液癌胚抗原 8.6mg/dl。

我院 MRCP：Whipple 术后，肝胃之间见软组织密度影，腹膜与网膜增厚，腹膜及腹膜后多发肿大淋巴结，腹腔广泛渗出，腹腔积液，输入袢肠管扩张（病例 24 图 2）。

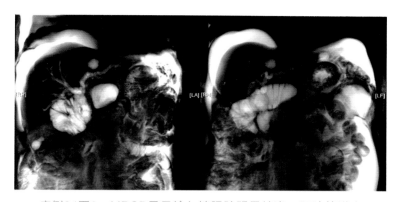

病例24图2　MRCP显示输入袢肠腔明显扩张，胆胰管增宽

（四）诊断

腹腔积液待查，肿瘤转移可能性大；

Whipple 术后；

高血压；

糖尿病。

（五）诊疗经过

患者入院后给予利尿、间断腹腔穿刺抽液治疗缓解腹胀症状。腹腔积液化验回报找见肿瘤细胞，结合病史考虑腹腔积液为肿瘤转移所致。患者入院后体温及胆红素逐渐升高，以直接胆红素升高为主，考虑存在梗阻性黄疸并胆管炎，病因可能为 Whipple 术后胆肠吻合口狭窄可能，遂于 2019 年 9 月 26 日行首次 ERCP 检查发现输入袢距胃肠吻合口 20cm 处明显狭窄，多次尝试进境失败后，在预留导丝引导下

更换超细内镜通过狭窄段,见狭窄近端肠管明显扩张,大量胆汁潴留,但胆肠吻合口光滑通畅无狭窄,留置 8.5Fr 鼻导管于狭窄近端引流减压(病例 24 图 3)。

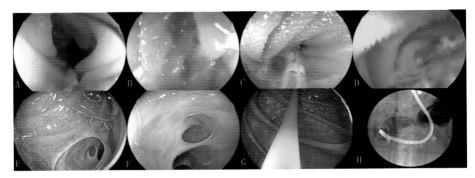

病例24图3 首次ERCP

A:输入袢肠腔内明显狭窄;B:预留导丝;C:导丝引导下超细内镜通过狭窄;D:输入袢狭窄上游腔内大量胆汁及肠液;E:胆肠吻合口通畅;F:超细内镜探查胆管内通畅;G:留置鼻胆管于肠腔内;H:导丝通过狭窄段 X 线图。

术后患者体温有所回落,但胆红素下降不明显,结合患者上次 ERCP 情况,输入袢明显狭窄伴狭窄上游段肠腔明显扩张,肠腔内潴留大量胆汁,因此考虑输入袢综合征诊断明确。置入鼻胆管引流效果不满意。遂于 2019 年 9 月 30 日行第二次 ERCP,术中见原狭窄处成角明显,造影明确狭窄位置及范围后,置入 25mm×90mm 肠道金属支架,释放后见大量肠液及胆泥流出(病例 24 图 4)。

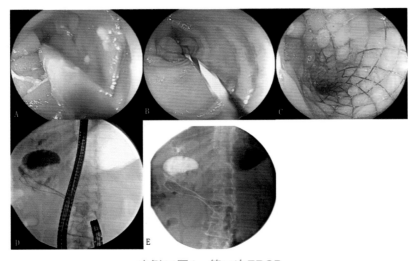

病例24图4 第二次ERCP

A:见肠腔狭窄成角;B:留置导丝;C:置入金属支架;D:支架置入过程 X 线图像;E:支架置入成功。

术后患者胆红素下降，体温恢复正常。术后约 2 周患者再次出现发热、腹痛、腹胀，化验胆红素较前升高，于 2019 年 10 月 15 日行第三次 ERCP，术中应用双腔镜进输入袢找见原金属支架，见金属支架内部被覆大量胆泥，支架中部略狭窄，内镜无法通过，遂于金属支架内留置 8.5Fr×40cm 鼻胆管改制长支架（病例 24 图 5）。

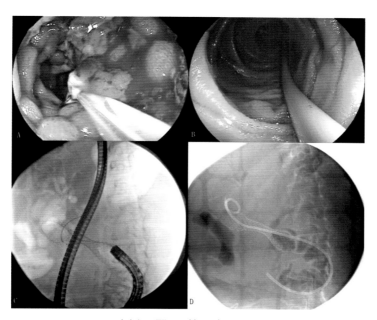

病例24图5　第三次ERCP

　　A：见金属支架内部堵塞；B：通过金属支架置入鼻胆管改制支架；C：穿过金属支架留置导丝于输入袢；D：导丝引导下置入改制长支架。

患者术后病情短暂稳定后，胆红素再次出现复升的趋势，于 2019 年 10 月 23 日行 PTCD 治疗，术后减黄效果不佳。患者因肿瘤多发转移，后续合并肺部感染、腹腔感染，于 2019 年 11 月 17 日病逝。

二、病例分析

该患者为老年女性，起病隐匿，诊断明确，整体病程分为两个阶段。第一阶段为 Whipple 手术前，患者以非特异性消化道症状起病，影像学及化验检查提示胰头部占位合并梗阻性黄疸。因患者不同意手术，给予置入胆管支架姑息性治疗。第二阶段为 Whipple 手术后，患者再次出现梗阻性黄疸表现，结合患者手术记录，考虑患者梗阻性黄疸为两个原因：① Whipple 术后胆肠吻合口狭窄：狭窄原因首先考虑肿瘤复发，其次为胆管结石。Whipple 手术后由于胃迷走神经被切除，输入袢缺乏食物刺激，肠道菌群改变以及部分患者存在胆肠吻合口狭窄，因此在术后容易合并胆管结石及胆管炎发作，发生率在 18% ~ 21% 不等。该患者在术后 3 个月即出现了急性胆管炎表现，内镜下证实不存在胆肠吻合口狭窄及胆管结石。因此，该原因无法解释患者急性胆管炎发作；②输入袢综合征：为上消化道改道术后一种相对少见的并发症。本患者术后 CT 及第一次 ERCP 发现输入袢局限性狭窄，狭窄上游肠腔明显扩张，换用超细内镜后通过梗阻部位，见大量胆汁及肠液潴留，并留置鼻胆引流管于输入袢梗阻上游。经过减压后引流效果不满意，结合患者手术情况以及入院后 CT 发现大量腹腔积液，内镜下考虑输入袢梗阻为恶性梗阻，因此在输入袢内放置自膨胀金属支架。置入金属支架后，症状较前略减轻，但未完全缓解，再次进镜发现支架堵塞，因此再次通过金属支架置入改制鼻胆管引流管，并将其远端置入输出袢。术后胆管炎控制不满意，行 PTCD，但由于患者肿瘤晚期，一般情况差，导致最终治疗效果欠佳。

三、疾病和相关诊治技术介绍

1. 概述　输入袢综合征是一种较为少见的，继发于各种上消化道改道术后的机械性梗阻并发症。见于 Billroth Ⅱ 胃空肠吻合术后，Roux-en-Y 胃空肠吻合术后，Roux-en-Y 食管空肠吻合术后以及 Whipple 术后。该病是由于远端梗阻导致大量胆汁，胰液及肠液积聚于输入袢内，无法引流入输出袢，从而导致输入袢肠内压明显升高，肠腔扩张，急性胆管炎，急性胰腺炎发作。

2. 病因　引起输入袢综合征的原因包括术后粘连导致输入袢受压或成角、内疝、胃空肠吻合术前溃疡瘢痕以及肿瘤浸润等。少见原因包括异物、结石引起的梗阻以及放射性肠炎等。一般来说，较长的输入袢（超过 30 ~ 40cm）和结肠后输入袢易出现输入袢粘连和内疝情况。

3. 流行病学　Billroth Ⅱ 胃空肠吻合术后及 Roux-en-Y 胃空肠吻合术后约 1% 的患者发生输入袢综合征。无论是腹腔镜还是开腹手术，术后发生率均无明显差异。有报道 Whipple 术后输入袢综合征的发生率可高达 13%，尤其是那些存活 3 年以上的患者中，发生率更高。

4. 临床表现　输入袢综合征的临床表现主要分为两方面，一方面为输入袢部分或完全梗阻导致肠腔内液体积聚相关的症状，另一方面为胆胰管梗阻相关的症状。急性输入袢综合征是由于短期内完全梗阻后肠腔内压急剧升高，导致输入袢缺血。升高的肠腔内压导致胆汁胰液引流不畅，从而出现逆行性胆管炎和急性胰腺炎。缺血严重者可出现肠坏死、吻合口漏、吻合口穿孔及腹膜炎症状和体征。常于术后早期发生，患者表现为突发的剧烈腹痛，伴恶心、呕吐，查体中上腹或右上腹压痛，可有局限性肌紧张，扪及上腹部包块。合并胆管炎时出现发热、黄疸等相应表现。严重者出现脓毒症、感染中毒性休克及多器官功能衰竭等。慢性输入袢综合征则发生于术后数月至数年，由于部分梗阻，肠腔可引流部分液体，因此液体积聚导致肠腔内压急剧升高的表现不明显，但由于肠腔内仍有大量液体潴留，细菌过度生长，逆行性胆管炎和胰腺炎仍可出现。慢性输入袢综合征以营养不良、维生素 B_{12} 缺乏及脂肪泻为主要表现。多数患者表现为餐后中上腹不适感，疼痛感，由于恐惧餐后疼痛可能会导致惧食，从而进一步导致体重下降和营养不良。

5. 影像学表现　腹平片可能为正常，也可能表现为输入袢扩张，伴气液平，这些对于输入袢综合征的诊断缺乏特异性。上消化道钡餐造影典型表现为输入袢钡剂不充盈及滞留。但需要警惕的是，20% 的正常输入袢钡剂不充盈，因此上消化道钡餐造影已逐步被 CT 所取代。输入袢综合征在 CT 上的典型特征性表现如下：① C 环征：表现为扩张的输入袢穿过主动脉和肠系膜上动脉的中间；②"键盘"征：高度充盈扩张的肠腔内见皱襞环伸入肠腔内，类似于"键盘"；③肠壁增厚或吻合口部位的梗阻；④胆胰管扩张；⑤对于恶性疾病引起的输入袢综合征，CT 上还可出现淋巴结肿大、腹腔积液，以及腹膜强化和转移性病变的特征。MRCP 则用于评估胆胰管扩张更为有效。

诊断及鉴别：输入袢综合征的诊断除了上述临床表现外，主要依靠典型的影像学改变，术后短期内出现的急性症状应首先排除术后麻痹性肠梗阻。术后麻痹性肠梗阻一般表现为广泛肠管扩张和气液平，无明确梗阻部位。而输入袢综合征则在 CT 上可以发现明确的梗阻部位，局限性水平向的小肠袢扩张。

6. 治疗　无论是良性还是恶性，手术是治疗输入袢综合征的经典方法。在术前输入袢内置入胃肠减压管可以短暂性缓解症状，但并非长久之计。但对于恶性梗阻患者来说，由于患者情况差，或者处于肿瘤晚期，则首选内镜下姑息治疗。近年来随着内镜治疗方法的不断拓展，针对输入袢综合征的内镜治疗主要包括：①直视内镜介导的操作：内镜下球囊扩张狭窄处，内镜下置入双猪尾或金属支架来缓解输入袢肠腔梗阻；② ERCP 介导的操作：通过 ERCP 的方法置入胆管或胰管塑料或金属支架缓解胆胰管高压；③超声内镜（EUS）介导的操作：EUS 引导下行胃肠或肠肠吻合术缓解输入袢肠腔高压（EUS-Guided Endoscopic ultrasound-guided gastro enterostomy or entero-enterostomy，EUS-GE，EUS-EE）；或 EUS 引导下胆管或胰管引流术（EUS guided biliary drainage EUS-BD 或 EUS guided pancreatic drainage，EUS-PD）缓解胆胰管高压及感染。对于胆管炎治疗效果不满意者，还可采用经皮经肝穿刺胆管引流术（PTCD），采用以上方法后梗阻解除不满意的患者预后差。该项技术成功率达 100%，临床有效率可达 73% ~ 88%，避免了患者二次手术，临床并发症发生率低。

对于良性输入袢综合征的内镜治疗则主要采用内镜下输入袢狭窄球囊扩张术，或内镜下置入鼻胆引流管于输入袢梗阻上游，文献报道置入鼻胆管减压的方法100%有效，术后平均2～4天即可拔除，且均无复发，也可以应用止血夹将鼻胆管固定在输入袢上，以防其移位。对于良性输入袢梗阻的患者一般无需置入金属支架，鼻胆管减压输入袢内大量液体后，胆管炎症状会相应减轻，因此部分患者也无需进一步行ERCP或EUS引导下的治疗。

7. 预后　对于及时针对和治疗的良性原因导致的输入袢综合征，预后较好。但若延迟诊断，出现脓毒症、输入袢穿孔、腹膜炎和休克的患者则死亡率可高达30%～60%。对于成功置入金属支架的恶性输入袢综合征患者，平均生存期为118天，72%的患者死于其原发病。

四、病例点评

本病例为Whipple术后合并输入袢综合征的一例少见病例，原因为恶性梗阻导致。本病例诊断及时，治疗上主要采取内镜治疗方法，应用了内镜下置入鼻胆引流管、内镜下输入袢置入金属支架以及通过金属支架置入新型改制塑料支架等多种方法来进行梗阻减压。恶性梗阻导致的输入袢综合征患者起病急，加之患者一般情况差，容易发展为脓毒症、感染中毒性休克以及多脏器功能衰竭等，危及生命。及时的诊断和内镜治疗是延长患者生存期的关键。该患者前期采用了多种内镜治疗方法进行输入袢减压，但效果均不满意。由于目前国内尚无双蘑菇头支架可用，很遗憾该患者无法进行EUS引导下胃肠吻合术或肠肠吻合术进行减压。虽治疗效果未尽人意，但不失为学习输入袢综合征诊断和治疗的典型病例。

（撰　写　郑　炜　北京大学第三医院消化科）
（审　核　黄永辉　北京大学第三医院消化科）

参考文献

[1]Nageswaran H，Belgaumkar A，Kumar R，et al.Acute afferent loop syndrome in the early postoperative period following pancreaticoduodenectomy[J].Ann R Coll Surg Engl，2015，97（5）：349-353.

[2]Dias AR，Lopes RI.Biliary stone causing afferent loop syndrome and pancreatitis[J].World J Gastroenterol，2006，12（38）：6229-6231.

[3]Blouhos K，Boulas KA，Tsalis K，et al.Management of afferent loop obstruction：Reoperation or endoscopic and percutaneous interventions？[J].World J Gastrointest Surg，2015，7（9）：190-195.

[4]Cao Y，Kong X，Yang D，et al.Endoscopic nasogastric tube insertion for treatment of benign afferent loop obstruction after radical gastrectomy for gastric cancer：A 16-year retrospective single-center study[J].Medicine（Baltimore），2019，98（28）：e16475.

[5]Benallal DC，Hoibian S，Caillol F，et al.EUS-guided gastroenterostomy for afferent loop syndrome treatment stent[J].Endosc Ultrasound，2018，7（6）：418-419.

[6]Panotpol T，Tanyaporn C，Nonthalee P.Diagnosis and treatment of the afferent loop syndrome[J].Clin J Gastroenterol，2020，13（5）：660-668.

[7]Juan YH，Yu CY，Hsu HH，et al.Using multidetector-row CT for the diagnosis of afferent loop syndrome following gastroenterostomy reconstruction[J].Yonsei Med J，2011，52（4）：574-580.

[8]Kida A，Kido H，Matsuo T，et al.Usefulness of endoscopic metal stent placement for malignant afferent loop obstruction[J].Surg Endosc，2020，34（5）：2103-2112.

[9]Toliopoulos P，Manière T，Désilets E.Treatment of neoplastic afferent limb syndrome by endoscopic gastrojejunostomy with a lumen-apposing metal stent[J].VideoGIE，2018，3（2）：61-62.

[10]Yamamoto K，Tsuchiya T，Tanaka R，et al.Afferent loop syndrome treated by endoscopic ultrasound-guided gastrojejunostomy，using a lumen-apposing metal stent with an electrocautery-enhanced delivery system[J].Endoscopy，2017，49（11）：270-272.

[11]De Martino C，Caiazzo P，Albano M，et al.Acute afferent loop obstruction treated by endoscopic decompression.Case report and review of literature[J].Ann Ital Chir，2012，83（6）：555-558.

[12]Kim H，Kim J，Kim K，et al.A case of afferent loop syndrome treated by endoscopic drainage procedure using nasogastric tube[J].Korean J Gastroenterol，2007，49（3）：173-176.

自身免疫性胰腺炎

一、病历摘要

（一）基本信息

患者男性，65岁。

主诉：上腹闷胀感伴大便改变半个月余。

现病史：患者半个月余前无明显诱因出现上腹闷胀感，卧位可减轻。无腹痛、恶心、皮肤瘙痒、厌油腻、发热。自觉大便不成形，为白陶土样。同时发现尿液颜色逐渐加深。3天前就诊我院门诊，查血生化：脂肪酶35U/L，淀粉酶195U/L，丙氨酸氨基转移酶248U/L，总胆红素269.5μmol/L，碱性磷酸酶425U/L，天门冬氨酸氨基转移酶172U/L，淀粉酶195U/L，γ-谷氨酰转肽酶387.0U/L。行腹部增强CT提示：胰腺改变，自身免疫性胰腺炎？请结合临及相关检查；胆总管受累，继发肝内外胆管扩张；胆汁淤积；肝小囊肿；盆腔少量积液。门诊考虑患者自身免疫性胰腺炎可能性大，现为进一步诊治收入我科。患者自发病以来食欲精神可，大小便如前所述，体重无明显减轻。

既往史：30余年前曾行阑尾切除术及左眼眶创伤后缝合术。

个人史：吸烟20年，20支/天，未戒烟。饮酒30余年，每周1～2两50度白酒，未戒酒。

家族史：否认家族性遗传病史。

（二）体格检查

体温36.2℃，脉搏58次/分，呼吸12次/分，血压111/62mmHg。全身皮肤及巩膜黄染。右下腹可见一2cm瘢痕，皮下无水肿，无肝掌、蜘蛛痣。双下颌分别可触及一肿大淋巴结，大小约1.5cm×1.5cm，质硬，活动好。双肺呼吸音清晰，未闻及干湿啰音，无胸膜摩擦音。心前区无隆起，心浊音界正常，心率80次/分，律齐，各瓣膜听诊区未闻及杂音，无心包摩擦音。腹平坦，无腹壁静脉曲张，腹部柔软，上腹中部压痛，无反跳痛，腹部未及包块，Murphy氏征阴性，无移动性浊音，肠鸣音4次/分。

（三）辅助检查

血常规：白细胞 $4.79 \times 10^9/L$，血红蛋白 132g/L，血小板 $166 \times 10^9/L$，中性粒细胞百分比 56.7%。

血生化：脂肪酶 35U/L，丙氨酸氨基转移酶 248U/L，总胆红素 269.5μmol/L，碱性磷酸酶 425U/L，天门冬氨酸氨基转移酶 172U/L，淀粉酶 195U/L，γ-谷氨酰转肽酶 387.0U/L。

肿瘤标志物：糖类抗原 242 6.0U/ml，甲胎蛋白 2.37ng/ml，癌胚抗原 1.86ng/ml，糖类抗原 125 13.05U/ml，糖类抗原 19-9 49.28U/ml。

腹部增强 CT（病例 25 图 1）：胰腺形态饱满呈腊肠状，增强扫描动脉期强化不均匀。静脉期强化可，周围见低密度包膜，周围脂肪间隙清。主胰管不规则节段性狭窄、增宽。肝内外胆管扩张，胆总管胰腺段管壁增厚，管腔狭窄。胆囊饱满、壁不厚，腔内密度增高。脾静脉狭窄，上腹部多发迂曲扩张静脉。肝脏大小、形态可，实质见小低密度，未见强化。脾脏、双侧肾上腺形态、大小可，未见明显异常密度影。双肾大小、形态可，未规明显异常密度影，膀胱充盈欠佳，壁稍厚，腔内未见明显异常密度影。盆腔少量积液。影像诊断：胰腺改变，自身免疫性胰腺炎？请结合临床及相关检查；胆总管受累，继发肝内外胆管扩张；胆汁淤积；肝小囊肿；盆腔少量积液。

胸部 CT：右上肺结节，大致同前；左肺微结节，大致同前；双肺少许纤维灶。

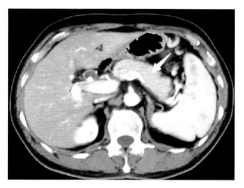

病例25图1　腹部CT

胰腺（白色箭头所示）形态饱满呈腊肠状，增强扫描动脉期强化不均匀。

（四）诊断

梗阻性黄疸：

　　自身免疫性胰腺炎所致可能性大；

肝囊肿；

阑尾术后；

左眼眶创伤术后。

（五）诊疗经过

患者入院后完善常规检查，血常规：白细胞 4.50×10^9/L，血红蛋白 140g/L，血小板 197×10^9/L，中性粒细胞百分比 60.1%；血生化：脂肪酶 589U/L，淀粉酶 198U/L，丙氨酸氨基转移酶 231U/L，天门冬氨酸氨基转移酶 146U/L，总胆红素 354.2μmol/L，直接胆红素 282.7μmol/L，碱性磷酸酶 497U/L，γ-谷氨酰转肽酶 442U/L。

因患者考虑自身免疫性胰腺可能，予患者完善自身免疫相关检查，查免疫球蛋白七项：免疫球蛋白 G 20.4g/L，免疫球蛋白 E 2054.0U/ml；IgG 亚型：IgG4 亚型 18.3g/L，免疫肝病七项（-），抗中性粒细胞胞浆抗体谱（-），同时行腮腺超声提示：左侧腮腺内多发肿大淋巴结（门结构尚清），颌下腺超声提示：双侧颌下腺弥漫性病变 -- 性质待定；双侧颌下腺内部及周边多发肿大淋巴结（左侧结构不清）——性质待定。

进一步行 MRI 胰胆管水成像（MRCP）（病例 25 图 2）：征象描述：胰腺形态饱满呈腊肠状，胰腺 T_1 信号弥漫性减低，周围脂肪间隙清见短 T_2 信号包膜样影。主胰管不规则节段性狭窄、增宽。胆总管胰腺段管壁增厚，管腔局部狭窄，继发胰腺段以上肝内外胆管管腔扩张，内见低信号。胆囊饱满，壁稍厚，腔内未见明显异常信号影，周围脂肪间隙尚清晰。肝脏形态及大小正常，肝右叶 S_5 段可见小囊样长 T_1 长 T_2 信号影。脾脏大小形态可，实质信号未见明显异常。双侧肾上腺未见明显异常。双肾大小形态可，实质信号未见明显异常。腹部未见明显积液及肿大淋巴结。影像诊断：胰腺改变，符合自身免疫性膜腺炎。胆总管受累，继发肝内外胆管扩张，胆道积气？结石待除外，请结合临床。

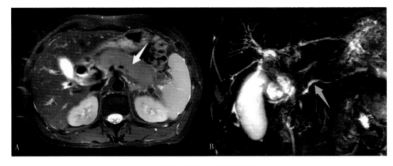

病例25图2　MRCP

胰腺（图 A 白色箭头）形态饱满呈腊肠状，周围可见包膜影；主胰管（图 B 蓝色箭头）不规则节段性狭窄、增宽。

　　入院后予患者易善复（多烯磷脂酰胆碱）及思美泰（丁二磺酸腺苷蛋氨酸）保肝治疗并缓解胆汁淤积。行 ERCP，术中见食管、胃腔通过顺利，胃内较多食物，于十二指肠降段内侧找见主乳头，乳头呈乳头型，开口呈单孔型；导丝引导下反复尝试后乳头切开刀胆管插管成功，注射造影剂，见胆管胰头段截狭窄，狭窄段长约 3cm，其上游胆管扩张，最宽处约 1.1cm，乳头切开刀行胆管乳头切开约 0.3cm，切后，沿导丝置入 8.5Fr×26cm 塑料支架，X 线下逐渐释放，位置良好。退镜。诊断：胆总管狭窄，自身免疫性胰腺炎？内镜下胆管塑料支架植入术。操作过程顺利。

　　综合考虑患者自身免疫性胰腺炎可能性大，拟予患者激素治疗，但患者入院前胸部 CT 见肺部结节及纤维灶，考虑需除外结核，予患者完善淋巴细胞培养＋干扰素测定及结核菌素试验（PPD 试验），结果阴性，除外肺结核，开始予患者口服激素治疗。患者体重 59kg，予醋酸泼尼松起始剂量 35mg 1 次 / 日口服治疗。同时辅以法莫替丁护胃，碳酸钙补钙以预防激素不良反应。激素治疗 4 天后患者复查肝功能：丙氨酸氨基转移酶 117U/L，总胆红素 134.7μmol/L，直接胆红素 91.8μmol/L，碱性磷酸酶 332U/L，天门冬氨酸氨基转移酶 77U/L。胆红素较前下降，准予患者出院，出院后患者继续口服泼尼松，每周减量 5mg，并给予法莫替丁护胃、碳酸钙补钙。同时继续口服易善复（多烯磷脂酰胆碱胶囊）及思美泰（注射用丁二磺酸腺苷蛋氨酸）治疗，并嘱患者门诊随诊。

（六）随访

　　患者出院 1 周后门诊复诊，总胆红素降至 102μmol/L，口服激素由泼尼松改为等剂量甲泼尼龙。但当激素减量至甲泼尼龙 12mg 1 次 / 日时，再次出现尿色加深，大便呈陶土色，患者遂自行加量甲泼尼龙至 20mg 1 次 / 日，遂再次将患者收入病房。入院后患者复查胆红素 65.1μmol/L，较前下降，继续予美卓乐（甲泼尼龙）20mg 1 次 / 日维持治疗。住院期间患者行超声内镜见胆管支架上端有胆泥附着，予拔除支架，出院后继续美卓乐 20mg 1 次 / 日维持治疗。

二、病例分析

　　本患者中年男性，慢性病程，主要表现为上腹闷胀感伴尿色加深，大便呈陶土色半个月余，查体见全身皮肤巩膜黄染，中上腹压痛，化验见谷丙转氨酶、谷草转氨酶、谷氨酰转肽酶、碱性磷酸酶升高，并伴有胆红素明显升高，以直接胆红素升高为主，腹部 CT 可见胰腺形态饱满呈腊肠状，增强扫描动脉期强化不均匀。主胰管不规则节段性狭窄、增宽。肝内外胆管扩张，胆总管胰腺段管壁增厚，管腔狭窄。本患者考虑梗阻性黄疸诊断明确，之后进一步分析其病因。

　　自身免疫性胰腺炎（autoimmune pancreatitis，AIP）是一种常表现为梗阻性黄疸、胰腺肿块的特殊性胰腺炎，当梗阻性黄疸的影像学检查表现为胰腺弥漫性肿大时应考虑自身免疫性胰腺炎，尤其是无胰管扩张或胰腺低密度肿块时。本患者腹部 CT 及 MRCP 提示胰腺形态饱满呈腊肠状，主胰管不规则节段性狭窄、增宽。胆总管胰腺段管壁增厚，管腔局部狭窄，继发胰腺段以上肝内外胆管管腔扩张，因此考虑本患者自身免疫性胰腺炎可能。但仅有影像学结果不足以诊断自身免疫性胰腺炎，本病的诊断依据还包括血清学、胰腺外器官受累、组织病理学和诊断性激素治疗等。Ⅰ 型 AIP 被认为是 IgG4 相关的疾病在胰腺的表现，常伴有血 IgG 及其亚型 IgG4 的升高。本例患者化验见 IgG 升高，同时其亚型血 IgG4 正常值 2 倍以上，这进一步支持自身免疫性胰腺炎诊断。同时，AIP 作为 IgG4 相关的疾病，其除了胰腺受累，还可有在其他器官表现为慢性炎性疾病，例如硬化性胆管炎、硬化性涎腺炎及腹膜后纤维化等，因此，除了对胰腺的评估外，还应对其他易受累器官进行评估，本例患者同时对唾液腺行超声评估，其可见双侧颌下腺弥漫性病变。患者 ERCP 见胆管胰头段狭窄，狭窄段长约 3cm，其上游胆管扩张，并在术中植入胆道支架。本例患者 ERCP 未见 AIP 的特征性改变。但即使如此，但结合患者其他影像学及实验室检查的结果，仍应首先考虑 AIP。

综上所述，患者老年男性，梗阻性黄疸收治入院，血 IgG 及 IgG4 升高，增强 CT 示胰腺形态饱满呈腊肠状，周围见低密度包膜，主胰管不规则节段性狭窄、增宽。肝内外胆管扩张，胆总管胰腺段管壁增厚，管腔狭窄，考虑 Ⅰ 型 AIP 诊断明确。糖皮质激素是 AIP 的一线治疗用药，所有疾病活动或具有症状的 AIP 均应接受激素治疗，除非有激素禁忌。同时在疾病缓解后，仍建议维持小剂量激素单药维持治疗，以减少疾病复发。但在激素治疗前，应注意患者是否存在禁忌证，本例患者胸部 CT 可见结节灶及条索影，故在用药前行结核菌感染 T 细胞斑点试验（T-SPOT）及结核菌素试验（PPD 试验）以除外结核。同时用药期间使用法莫替丁预防溃疡，碳酸钙预防骨质疏松。

患者使用激素治疗后胆红素较前明显下降，考虑治疗有效，目前的研究也表明使用激素治疗可使大部分 AIP 患者获得临床及影像学缓解，使血清学指标正常并改善胆管狭窄，但在激素治疗后仍有部分患者可能出现疾病复发。因此，虽然本患者对激素治疗反应较好，但仍需继续门诊随诊观察。

三、疾病和相关诊治技术介绍

1. 概述　自身免疫性胰腺炎（AIP）这一概念在 1995 年由 Yoshida 等人提出，是一种特殊的纤维炎症性慢性胰腺炎，其具有独特的临床表现和影像学特点，既往这一疾病也被称为"硬化性胰腺炎""肿块型慢性胰腺炎"等。近年来，人们开始意识到其属于自身免疫性疾病。

2. 流行病学 根据目前的研究，AIP占全部慢性胰腺炎患者的4%~6%，其发病的平均年龄约为55岁，男女的发病比例（1.7~2）∶1。干燥综合征、类风湿性关节炎、原发性硬化性胆管炎及炎症性肠病的患者可能更容易并发本病。

3. 病因及发病机制 AIP的具体发病机制目前尚不明确，多认为是由环境因素、遗传因素及免疫因素共同参与的过程。在AIP患者中，血IgG4水平常明显升高，同时胰腺及其他实质脏器可能出现明显的含IgG4的浆细胞的浸润，同时患者体内的干扰素−1和白介素−33的生成也明显增加。此外AIP患者体内可见多种自身免疫抗体阳性，约40%的患者抗核抗体阳性，约55%的患者抗碳酸酐酶−Ⅱ抗体阳性，甚至有75%的患者抗乳铁蛋白抗体阳性。这些免疫紊乱可能促进了胰腺的炎症和纤维化改变。遗传学方面，两个位于HLA区域的基因，HLA−DRB1和ABCF1可能与AIP有关。而在与AIP发病相关的环境因素方面，主要是那些可能在暴露后改变血浆IgG4滴度的因素，主要包括矿物油、有机溶剂、工业和金属粉尘等。

4. 临床分型 2010年国际共识的诊断标准（international consensus diagnostic criteria，ICDC）将AIP分为两型：Ⅰ型为淋巴浆细胞硬化性胰腺炎，血清IgG4水平升高，但无粒细胞性上皮损伤；Ⅱ型为特发性导管中心性慢性胰腺炎，其伴有粒细胞性上皮损伤，血清IgG4阴性。亚洲Ⅰ型AIP较为常见，欧洲则是Ⅱ型多见。《中华胰腺病杂志》编委会在2012年编写了《我国自身免疫性胰腺炎共识意见（草案2012，上海）》，对Ⅰ型和Ⅱ型AIP进行了比较（病例25表1）。

病例25表1 Ⅰ型AIP与Ⅱ型AIP的比较

	Ⅰ型 AIP	Ⅱ型 AIP
平均发病年龄	60岁左右	50岁左右
男/女	多为男性	多为女性
临床表现	梗阻性黄疸75% 急性胰腺炎15%	梗阻性黄疸50% 急性胰腺炎33%
血清IgG水平	多数升高	一般不升高
影像学	胰腺弥漫性增大或呈局限性肿块，前者比例较高，主胰管不规则狭窄，肝内胆管狭窄，硬化性胆管炎	胰腺弥漫性增大或呈局限性肿块，后者比例较高，主胰管不规则狭窄
胰腺组织病理学		
淋巴细胞浆细胞浸润	有	有
席纹样纤维化	有	少见

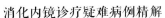
续表

	Ⅰ型 AIP	Ⅱ型 AIP
闭塞性静脉炎	有	少见
IgG4 阳性细胞	有	极少见或无
粒细胞性上皮损伤	无	有
导管破坏	无	有
胰腺外器官受累	有	无
伴发炎症性肠病	2% ~ 6%	20% ~ 30%
类固醇类激素疗效	有效	有效
长期预后	可复发	一般不复发

5. **临床表现**　AIP 的临床表现往往是非特异性的，其中最常见的为梗阻性黄疸，Ⅰ型 AIP 和Ⅱ型 AIP 中出现梗阻性黄疸的患者约为 75% 和 47%。此外，患者还可能出现腹痛，其中Ⅱ型 AIP 患者出现严重腹痛的概率较高，约为 68%，而只有约 41% 的Ⅰ型 AIP 患者会出现严重腹痛，造成严重腹痛的原因可能是急性胰腺炎或慢性胰腺炎的急性发作。此外，患者还可能出现背痛、乏力、恶心、腹胀、体重下降等非特异性症状。

此外，AIP 还会出现一些胰腺外表现，甚至可出现在胰腺受累之前。包括硬化性胆管炎（53% ~ 96%）、泪腺及涎腺炎（14% ~ 39%）、甲状腺炎（2.6%）、甲状腺功能减低（22% ~ 25%）、炎症性肠病（16% ~ 35%）、肺门及纵隔淋巴结肿大（12.8% ~ 80.4%）、间质性肺炎（3.7% ~ 13%）、腹膜后纤维化（8.1% ~ 19.8%）和肾脏受累（2.6% ~ 17.4%）等。

6. **辅助检查**　诊断 AIP 的辅助检查主要包括血清学检查、影像学检查及病理学检查。

血清 IgG4 是Ⅰ型 AIP 最重要的血清学指标，正常人的血 IgG4 上限在 135.0 ~ 140.0mg/dl，一般认为当血 IgG4 升高超过正常上限两倍时便高度提示Ⅰ型 AIP，但需注意的是 2 型 AIP 一般无血 IgG4 升高，另外，部分胰腺癌患者血 IgG4 也可轻度升高，甚至有 1% 的胰腺癌患者血 IgG4 可升高超过正常上限，故不可把其当做唯一标准。

影像学检查主要包括腹部 CT、磁共振、ERCP 及 EUS 等。胰腺弥漫性肿胀如呈腊肠状并伴有延迟强化是 AIP 最具特征的 CT 表现。而在磁共振中，30% ~ 40% 的患者可能见到 AIP 高度特异性的胰腺软组织周边延迟强化的囊状缘。胰腺肿块多位于胰头部及钩突部，有时也可出现多发肿块。在 MRCP 及 ERCP 中 AIP 可表现为胰管长段狭窄（＞全长 1/3）且不伴近端胰管扩张、多发狭窄、狭窄并形成侧枝等。而胆总管可出现胰头段内的狭窄伴胆总管壁的增厚。此外，在超声内镜下，典型的AIP 主要表现为胰腺低回声肿胀并伴有回声性小叶间隔及主胰管狭窄。

组织学检查也是诊断 AIP 最重要的方法之一，且是区分 AIP 和胰腺癌最有效的手段。AIP 的组织学特点包括密集的淋巴浆细胞浸润及纤维化；导管周围炎，同时AIP 一般没有导管扩张、钙化及蛋白栓等慢性胰腺炎的常见组织学改变。

7. 诊断　针对 AIP 的诊断标准，目前多个国家均出台了相应的指南。我国在2012 年提出的专家共识，提供的诊断流程如病例 25 图 3 所示。

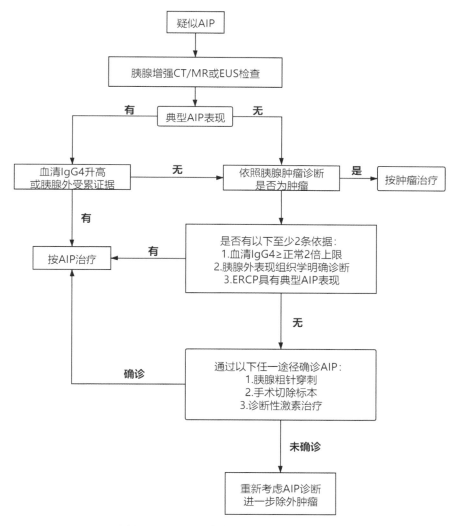

病例25图3　AIP诊断国际共识的诊断流程

8. 鉴别诊断　在诊断自身免疫性胰腺炎时，除了其本身的分型外，最重要的是和胰腺癌相鉴别，两者均可能出现腹痛、胰腺肿块、梗阻性黄疸等表现，但治疗和预后却有着巨大差别，同时慢性胰腺炎本身也是胰腺癌的危险因素之一，因此需注意自身免疫性胰腺炎合并胰腺癌的可能，对于难以区分的病例应通过病理活检明确。

9. 治疗　根据国际胰腺病学协会 2016 年所发布的专家共识，激素类药物是治疗 AIP 的首选，共识推荐以 0.6 ~ 1.0mg/（kg·d）的泼尼松开始诱导缓解。激素类药物诱导缓解或病情改善后可按照每 1 ~ 2 周减 5 ~ 10mg/d，直至每日用药量为 20mg；以后每 2 周减 5mg 的方案逐渐减停激素，诱导缓解疗程通常应持续 12 周，但对于临床评估复发风险高的患者（如治疗后胰腺仍弥漫性肿大，血清 IgG4 仍持续高于正常上限 2 倍，近端胆管受累，≥ 2 个胰腺外器官受累），建议低剂量激素维持缓解治疗。对于激素无法耐受的患者可使用利妥昔单抗治疗。此外，虽然药物治疗优先于外科手术治疗，但外科手术仍可用于那些药物反应治疗差的患者，如持续不缓解的梗阻性黄疸可通过手术引流。

10. 预后　长期随访结果表明，AIP 患者出现胰腺结石形成、外分泌功能不全和内分泌功能不全的比例分别为 5% ~ 41%、34% ~ 82% 和 38% ~ 57%。此外，AIP 患者出现胰腺癌的概率为 0 ~ 4.8%。因此，在对 AIP 患者进行随访时，不但要注意有无疾病复发，还应及时对疾病的并发症进行处理。

四、病例点评

本病例为一例典型的 I 型 AIP，患者主要表现为梗阻性黄疸，腹部 CT 及磁共振提示胰腺弥漫性肿大，胆总管狭窄，血清学检查提示 IgG 和 IgG4 升高，超声提示涎腺受累，明确诊断 AIP。同时患者未见胰腺肿瘤证据，使用激素治疗。值得注意的是，本案例中因患者有肺部结节及条索影，因此激素治疗前完善检查除外结核。虽然激素是 AIP 的一线疗法，但在用药前应注意评估患者是否存在激素使用禁忌。I 型 AIP 具有一定复发风险，本例患者在减量激素期间出现复发，故应对患者进行密切随访。最后，本例患者因无明显肿瘤证据，故治疗前未取活检，但对于临床上难以和胰腺癌区分的患者，应完善病理检查以避免误诊。

（撰　写　周明新　北京大学第三医院消化科）

（审　核　黄永辉　北京大学第三医院消化科）

参考文献

[1]Zandieh I，Byrne M.Autoimmune pancreatitis：a review[J].World journal of gastroenterology，2007，13（47）：6327–6332.

[2]Blaho M，Dítě P，Kunovsk L，et al.Autoimmune pancreatitis–An ongoing challenge[J].Adv Med Sci，2020，65（2）：403–408.

[3]Ota M，Katsuyama Y，Hamano H，et al.Two critical genes（HLA–DRB1 and ABCF1）in the HLA region are associated with the susceptibility to autoimmune pancreatitis[J].Immunogenetics，2007，59（1）：45–52.

[4]de Buy WL，Culver EL，Beuers U.Exposure to occupational antigens might predispose to IgG4–related disease[J].Hepatology，2014，60（4）：1453–1454.

[5]Shimosegawa T，Chari ST，Frulloni L，et al.International consensus diagnostic criteria for autoimmune pancreatitis：guidelines of the International Association of Pancreatology[J].Pancreas，2011，40（3）：352–358.

[6]李兆申.我国自身免疫性胰腺炎共识意见（草案2012，上海）[J].中华胰腺病杂志，2012，12（6）：410–418.

[7]Kamisawa T，Chari ST，Giday SA，et al.Clinical profile of autoimmune pancreatitis and its histological subtypes：an international multicenter survey[J].Pancreas，2011，40（6）：809–814.

[8]Omiyale AO.Autoimmune pancreatitis[J].Gland Surg，2016，5（3）：318–326.

[9]严天连，虞朝辉，厉有名.自身免疫性胰腺炎的胰腺外器官受累研究进展[J].中华消化杂志，2015，35（4）：283–285.

[10]Khandelwal A，Inoue D，Takahashi N.Autoimmune pancreatitis：an update[J].Abdom Radiol（NY），2020，45（5）：1359–1370.

[11]Okazaki K，Chari ST，Frulloni L，et al.International consensus for the treatment of autoimmune pancreatitis[J].Pancreatology，2017，17（1）：1–6.

十二指肠乳头区神经内分泌肿瘤切除

一、病历摘要

（一）基本信息

患者男性，46 岁。

主诉： 体检发现十二指肠乳头区可疑神经内分泌肿瘤。

现病史： 外院体检胃镜发现十二指肠降部乳头开口下方隆起，活检质地韧，外院病理可疑神经内分泌肿瘤。

既往史： 高血压 3 年，糖尿病 3 年，血压血糖控制尚可。无吸烟史，饮酒 20 年，每天 3 ~ 5 两白酒。

个人史： 无特殊。

家族史： 无特殊。

（二）体格检查

血压 115/80mmHg，心率 83 次 / 分，生命体征平稳，神志清楚。心肺查体无异常。腹软，无压痛、反跳痛及肌紧张，腹部无包块，肝脾肋下未及，肠鸣音正常，5 次 / 分。双下肢无水肿。

（三）辅助检查

CT：十二指肠降部见小结节突向腔内，约 1.0cm，增强扫描呈低强化。MRCP 示十二指肠降部小结节影，胆胰管无扩张。肿瘤学指标：CA19-9 554.4U/ml，CA242 72.8U/ml，癌胚抗原、CA125、甲胎蛋白等正常；血糖 7.14mmol/L，糖化血红蛋白 7.9%；肝功能、肾功能、血常规、血常规及凝血指标等及止凝血指标等均正常。

（四）诊断

十二指肠乳头区生长抑素生成型神经内分泌肿瘤，G1 级。

（五）诊疗经过

患者入院后完善术前检查，考虑神经内分泌肿瘤诊断明确，完善超声内镜检查，提示肿瘤与胆胰管关系明确，未累及胆胰管，之后行内镜下切除＋胰管支架置入术。术后病理提示生长抑素生成型神经内分泌肿瘤，G1 级，伴砂砾体形成，肿瘤组织距标本基底侧切缘最近 0.05mm，Ki-67 阳性细胞率小于 3%，somatostatin 标记提示生长抑素生成，D2-40 免疫标记淋巴管内可见瘤栓（病例 26 图 1）。

CT：十二指肠降部乳头区可见小结节影，增强扫描呈相对低强化，静脉期延迟消退。MRCP 和 EUS：降部乳头区小结节，胆胰管无增宽（病例 26 图 2）。

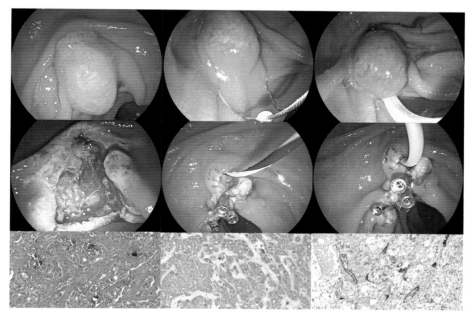

病例26图1 内镜及病理检查

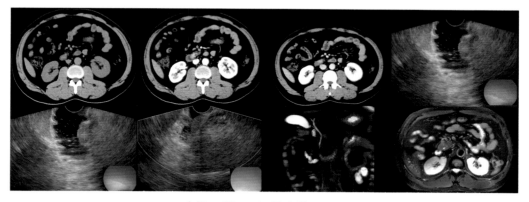

病例26图2 CT检查及MRCP

（六）随访

长期随访情况良好，肿瘤无复发。

二、病例分析

患者中年男性，体检发现十二指肠乳头区可疑神经内分泌肿瘤，无不适。十二指肠乳头区域肿瘤性病变有多种类型，以腺瘤最为多见，其他类型尚有癌、神经内分泌肿瘤等。既往以外科手术为主，近年来随着治疗性内镜技术的不断发展，十二指肠乳头切除术逐渐在该处病变的治疗中发挥重要作用，该患者病变类型及大小适宜采用该手术技术。

三、疾病和相关诊治技术介绍

神经内分泌肿瘤（neuroendocrine neoplasm，NEN）是一组起源于肽能神经元和神经内分泌细胞的异质性肿瘤，具有生长缓慢、恶性分化潜能的特点，能储存和分泌不同的肽和神经胺。其中胃肠胰NEN最常见，占所有NEN的60%～70%。胃肠道NEN（GI-NEN）主要发生在消化道，包括胃、十二指肠、小肠、阑尾、结肠以及直肠NEN，其中回肠、直肠和阑尾NEN最为多见。

十二指肠NEN（dNENs）罕见且为惰性生长，占所有胃肠道NEN的2%～3%，占所有原发性十二指肠恶性肿瘤的3%。dNENs按解剖学分类可分为壶腹部dNENs和非壶腹部dNENs，其中壶腹部dNENs约占20%，比非壶腹部dNENs临床特征更显著且预后更差。内镜治疗已被证明对于大小≤1cm、局限于黏膜下层、无淋巴结或远处转移的非壶腹周围区域dNENs是安全有效的。近来对于局限性dNENs，建议首选内镜下切除。最近报道，对于≤1cm的dNENs，类似套扎环辅助的黏膜下切除可更为快速有效地切除病灶。位于壶腹周围区域的肿瘤，其生物学行为与其他区域NENs有所不同，需采取外科切除并淋巴结清扫。对于≥2cm的dNENs，术前应行EUS以及CT检查，进行肿瘤分期分级，如有淋巴结转移，建议手术切除；如已有远处转移，则进行全身治疗。对于1～2cm大小的病灶，内镜切除或手术切除尚有争议，对于＞1cm、存在淋巴结转移、T_2期肿瘤以及内镜切除后切缘阳性的肿瘤，均应行外科手术治疗。＜2cm的十二指肠乳头部位的dNENs内镜下治疗亦有成功的报道。

四、病例点评

本例为十二指肠壶腹区黏膜下肿瘤，对于壶腹区的病变，临床上首先应了解肿瘤与壶腹括约肌以及胆胰管关系，除了应用常规的腹部增强CT和MRCP外，超声内镜是非常有效的检查手段。EUS可准确判断该黏膜下肿瘤与胆胰管的关系，胆胰管是否受侵，以及准确测量肿瘤的大小。该部位若采取外科手术，患者将行胰十二指肠切除术，创伤大，术后并发症发生率高。术前采用 EUS 精准判断肿瘤未侵犯胆胰管，且大小小于 1cm，与患者沟通后行内镜治疗。切除后置入胰管支架，保证胰液引流通畅的基础上，进行创面闭合，预防术后并发症，促进创面愈合，保留了壶腹区十二指肠、部分胆胰管括约肌的生理结构和功能。

（撰　写　闫秀娥　北京大学第三医院消化科）

（审　核　黄永辉　北京大学第三医院消化科）

参考文献

[1]Chauhan A，Kohn E，Del Rivero J.Neuroendocrine Tumors–Less Well Known，Often Misunderstood，and Rapidly Growing in Incidence.[J]JAMA Oncol，2020，6（1）：21–22.

[2]O'Toole D，Delle Fave G，Jensen RT.Gastric and duodenal neuroendocrine tumours[J].Best Pract Res Clin Gastroenterol，2012，26（6）：719–735.

[3]Fraenkel M，Kim MK，Faggiano A，et al.Epidemiology of gastroenteropancreatic neuroendocrine tumours[J].Best Pract Res Clin Gastroenterol，2012，26（6）：691–703.

[4]Scherübl H，Streller B，Stabenow R，et al.Clinically detected gastroenteropancreatic neuroendocrine tumors are on the rise：epidemiological changes in Germany[J].World J Gastroenterol，2013，19（47）：9012–9019.

[5]Oono Y，Shinmura K，Hori K，et al.Endoscopic submucosal resection using a ligation device without injection for duodenal neuroendocrine tumors[J].Surg Endosc，2019，33（6）：2008–2014.

[6]Seo YK，Choi JS.Endoscopic Papillectomy for Synchronous Major and Minor Duodenal Papilla Neuroendocrine Tumors[J].Korean J Gastroenterol，2018，72（4）：217–221.

[7]薛冰艳，柏建安，朱国琴，等.胃肠胰神经内分泌肿瘤的内镜诊治进展[J].中华消化内镜杂志，2021，38（7）：522–526.

一、病历摘要

（一）基本信息

患者男性，33 岁。

主诉： 间断腹痛 5 年余。

现病史： 患者 5 年前进食油腻饮食后出现上腹痛，为持续性绞痛，伴左肩放射痛，无胸闷、心悸、胸痛，无发热，无恶心、呕吐、腹泻、黑便，就诊于外院查生化示：血淀粉酶 233U/L，血脂肪酶＞2000U/L，考虑"胰腺炎"，予禁食、补液、抑酸、抑制胰酶，静脉滴注广谱抗生素及对症支持治疗好转后出院。4 年前，患者饮酒后再次出现上述症状，就诊外院考虑"胰腺炎"，予禁食禁水、补液、抑制胰酶分泌等治疗，行 MRCP 提示胰腺改变，符合胰腺炎，不完全胰腺分裂，脂肪肝，考虑有行 ERCP 指征，但患者及家属未同意内镜治疗，上述症状好转后出院。5 个月余前，患者油腻饮食后出现左上腹疼痛伴腹胀、左肩放射痛，为针扎样疼痛，无恶心、呕吐、腹泻，就诊于我院急诊，查脂肪酶＞2000U/L，淀粉酶 356U/L，考虑"慢性胰腺炎急性加重"，予禁食禁水、抑酸、补液、抑制胰酶等治疗，好转后出院。患者 4 个月前于我院消化科行 ERCP 术，诊断：胰管发育异常，不完全胰腺分裂？术中于副胰管放置 5Fr×5cm 胰管塑料支架，术后患者出现重症胰腺炎，影像学检查提示支架内移位，继续予内科保守治疗，之后患者症状好转出院，院外定期检测血脂肪酶、淀粉酶均正常。此次患者为取出支架并再次尝试开通副胰管入院。患者发病以来，精神、睡眠可，食欲一般，大小便无明显异常，体重无明显变化。

既往史： 支气管哮喘 10 余年，过敏性鼻炎 10 余年，高脂血症 5 年。青霉素过敏。

个人史： 吸烟 8 年，约 10 支 / 天。饮酒 4 年，具体量不详，已戒酒 3 年。

家族史： 否认家族性遗传病史。

（二）体格检查

体温 36.2℃，脉搏 72 次 / 分，呼吸 16 次 / 分，血压 128/74mmHg。全身皮肤巩膜无黄染，双肺呼吸音清晰，未闻及干湿啰音及胸膜摩擦音。心浊音界正常，心率

72 次 / 分，律齐，各瓣膜听诊区未闻及杂音，无心包摩擦柔软，无压痛、反跳痛，肝脏脾脏肋下未触及。双下肢不肿。

（三）辅助检查

ERCP：食管、胃腔通过顺利，于十二指肠降段内侧找见主乳头，乳头呈乳头型，开口呈绒毛状；导丝引导下乳头切开刀胰管插管成功，造影示腹侧胰管迂曲成环状，轻度扩张，与背侧胰管成角汇合，副胰管部分显影不规则狭窄，乳头切开刀行乳头括约肌小切开，为预防术后胰腺炎及引流胰液，切开后沿导丝置入 5Fr×5cm 胰管塑料支架，位置良好引流通畅，于主乳头上方找见副乳头，开口狭窄，使用针状刀行副乳头括约肌预切开，反复尝试经副乳头插管，难以深插，退镜。诊断结论：胰管发育异常，不完全胰腺分裂？经内镜十二指肠乳头括约肌切开术；经内镜胰管内支架置入术；ERCP。

（四）诊断

急性胰腺炎反复发作；

胰腺分裂；

胰管支架移位；

支气管哮喘；

过敏性鼻炎；

脂肪肝。

（五）诊疗经过

患者入院后完善相关检查，血常规：白细胞 $7.08×10^9/L$，血红蛋白 178g/L，血小板 $288×10^9/L$；血生化：谷丙转氨酶 36U/L，谷草转氨酶 26U/L，总胆红素 $12.7\mu mol/L$，直接胆红素 $1.4\mu mol/L$，肌酐 $68\mu mol/L$，脂肪酶 249U/L，快速淀粉酶 105U/L；尿便常规未见明显异常。

腹部 CT：征象描述：胰腺水肿较前减轻，胰管内见管状影，周围脂肪间隙较前清晰，渗出较前减少，双肾前筋膜增厚较前减轻。腹盆腔积液，较前明显减少。胆囊较前缩小，囊壁增厚，密度减低。肝门部、胰头周围及右肾周见多发稍低密度。肝实质密度较前增高。脾脏、双肾未见明显异常密度影。双侧胸腔积液已吸收影响诊断：急性胰腺炎，胰管支架术后，较前明显好转；脂肪肝较前好转；胆囊壁水肿增厚；腹盆腔积液；较前明显减少。

MRCP：胰腺形态正常，压脂 T_2WI 示胰体尾部及周围脂肪间隙信号略增高，边界模糊，周围可见索条影及淋巴结影、主胰管未见扩张。肝脏形态尚可，反相位未见明显减低。胆囊形态饱满，内未见异常信号，胆囊壁水肿增厚。肝内外胆管未见明显扩张。右肾前筋膜增厚。肝门部、胰头周围及右肾周见 T_1 高信号灶。肝总管略受压。余大致同前。影像诊断：胰腺炎复查，详见上述；肝门部、胰头周围及右肾周多发病灶；脂肪肝较前好转；腹腔少许渗出。

结合患者既往病史及检查，考虑患者胰腺分裂明确，上次行 ERCP 植入胰管支架后出现支架内移位，在此予患者行全身麻醉下 ERCP，过程如下：食管、胃腔通过顺利，于十二指肠降段内侧找见主乳头，乳头呈切开后，开口呈切开后；双头导丝引导下乳头切开刀行胰管插管，反复尝试导丝无法通过盘圈胰管到达胰管远端。乳头切开刀带导丝经副乳头插管成功，应用圈导丝及 7P 圈套器通过导丝拟套取支架，但反复尝试无法满意套取。乳头切开刀行副乳头扩大切开后，应用 8mm×4cm 胆道扩张球囊行副乳头及背侧胰管与腹侧胰管交汇狭窄处扩张成型后，拟应用胆道活检钳夹取支架，无法满意夹取，换用小鼠齿钳后夹取支架取出。沿导丝经副乳头置入 5Fr×9cm 胰管支架，位置良好引流通畅，退镜。诊断：胰管发育异常，不完全胰腺分裂？经内镜十二指肠副乳头扩大切开；经内镜副乳头扩张成形术；胰管支架取出术，经内镜胰管支架植入术（病例 27 图 1）。

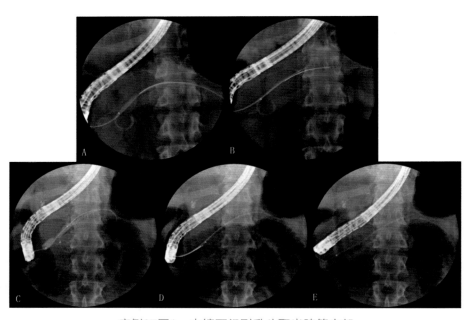

病例27图1　内镜下经副乳头取出胰管支架

A：经主乳头插管导丝难以到达远端；B：尝试应用圈导丝及圈套器套取未成功；C：球囊扩张副乳头及背侧胰管与腹侧胰管交汇狭窄处；D：应用小鼠齿钳后夹取支架取出；E：经副乳头置入胰管支架。

患者术后 4 小时查脂肪酶＞ 2000U/L，淀粉酶 375U/L，血常规白细胞 $12.55×10^9$/L，血红蛋白 147g/L，血小板 $262×10^9$/L，中性粒细胞百分比 81.5%。但患者未诉腹痛，查体腹部无压痛，考虑术后高淀粉酶血症。患者血白细胞升高，予静脉左氧氟沙星 0.5g 1 次 / 日抗感染治疗。术后 24 小时患者复查脂肪酶＞2000U/L，淀粉酶 455U/L，患者仍无腹痛。

ERCP 术后 4 天患者再次复查脂肪酶＞561U/L，淀粉酶 106U/L，基本降至正常水平，病情平稳出院。

（六）随访

患者出院后未再发作急性胰腺炎，1 年后复诊复查腹部 CT 见胰管内支架已脱落。

二、病例分析

患者青年男性，慢性病程，主要表现为间断腹痛 5 年余，4 个月前行 ERCP 后出现术后重症胰腺炎，影像学检查提示胰管支架内移位，本次入院查体未见明显阳性体征，既往腹痛于医院就诊时化验见胰酶 3 倍以上升高，MRCP 及 ERCP 均提示胰腺发育异常，不完全胰腺分裂可能。

本患者既往反复发作胰腺炎，因此应首先评估患者为急性胰腺炎反复发作，或慢性胰腺炎反复急性加重，前者一般在每次缓解后无明显胰腺结构或功能改变，而慢性胰腺炎则可能出现胰腺萎缩、胰管扩张或狭窄、胰腺纤维化、胰腺炎钙化，胰腺内外分泌功能障碍等。本例患者中未出现上述慢性胰腺炎的表现，且每两次胰腺炎发作间期均能完全缓解，考虑患者为急性胰腺炎反复发作。进一步，患者需分析胰腺炎反复发作的原因，常见的导致胰腺炎反复发作的病因有胆石症、Oddi 括约肌功能障碍、胆总管囊肿、胰腺分裂、环状胰腺、高钙血症、高甘油酯血症等。本患者既往 ERCP 可见腹侧胰管迂曲成环状，轻度扩张，与背侧胰管成角汇合，副胰管部分显影不规则狭窄，考虑胰腺不完全分裂诊断基本明确。

本例患者上次 ERCP 时已植入胰管支架，但术后出现重症胰腺炎，影像学检查提示支架向内移位。由于向内移位的胰管支架会造成胰管损伤并可能导致梗阻性胰腺炎或感染性并发症的风险，因此当出现胰管支架向内移位时应将支架复位或取出。但因本患者上次住院时术后胰腺炎较重，胰腺水肿明显，取支架可能较为困难且可能加重胰腺炎，故在胰腺炎完全缓解后再次取出支架。本次患者住院时腹部 CT 仍可见胰管内管状影，考虑内移的支架仍在胰管内，行 ERCP 取出。在尝试经主胰管取出支架时因主胰管盘圈导丝难以到达远端取出支架，不过本患者为胰腺不完全分裂患者，前次 ERCP 已明确主副胰管存在交汇，故改为尝试从副胰管取出支架，但仍难以套取，考虑可能为主副胰管交汇处过于狭窄所致，使用球囊扩张背侧胰管与腹侧胰管交汇狭窄处，之后本例患者成功经副乳头取出支架。此外，考虑到

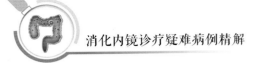

此患者既往反复胰腺炎发作，且本次取出支架时操作困难，手术时间较长，术后再次予患者经副胰管植入支架保证引流。

患者术后出现血淀粉酶、脂肪酶正常值 3 倍以上升高，但无腹痛表现，考虑为术后高淀粉酶血症，故未予特殊处理，后患者淀粉酶、脂肪酶自行降至大致正常。后患者出院。

三、疾病和相关诊治技术介绍

1. 概述　内镜下胰管支架植入术目前被广泛用于治疗各种急慢性胰腺炎、胰管狭窄、胰腺假性囊肿等疾病中，然而其本身也存在支架移位、脱出、阻塞等并发症，其中胰管支架向外（远端）移位的发生率约为 7.5%，而支架向内（近端）移位的概率约为 5.2%。

2. 危险因素　胰管支架的移位主要与下列因素有关：①支架的长度：当胰管支架长度超过 7cm 会增加支架向近端移位的风险；②支架的类型：近端有侧翼的非猪尾型支架会增加向近端移位的风险，而近端有侧翼的单猪尾支架可降低向近端移位的风险，胰管线状支架比单猪尾支架更容易移位；③疾病的种类：Oddi 括约肌功能障碍的患者胰管支架向近端移位的风险会增大；④插管的位置：副乳头 EST 后线状胰管支架移位率高于主乳头胰管支架。

3. 临床表现　若胰管支架向远端移位，常脱落进入十二指肠而经大便排出，常常不造成明显影响，但也有一部分患者因支架脱落后因胰液引流不畅出现相关症状。胰管支架向内移位可能导致胰腺炎、胰腺脓肿、胰管狭窄或穿孔。患者的表现往往与急性胰腺炎发作相似，主要症状为腹痛、恶心、呕吐、发热，当发展为重症胰腺炎时，患者甚至可出现肠麻痹、腹膜刺激征以及皮下出现淤血斑等表现。此外，当患者在行 ERCP 植入胰管支架后，出现重症术后胰腺炎，也应警惕支架移位的可能。因此在临床上，胰管支架向内移位可能比向远端移位更需要被重视。

4. 辅助检查　腹部 CT 是诊断胰管支架移位最重要的手段，其可较为清楚的显示支架和胰腺的相对位置，从而有效评估支架是否移位。不过在一些情况下，行腹部 CT 之后仍难以评估支架是否移位，在这一情况下可进一步行十二指肠镜检查，当腹部 CT 明确支架仍在胰管内而十二指肠镜无法观察到支架时，则可以明确支架向内移位。同时在行十二指肠镜的同时还可尝试在内镜取出移位的支架。

5. 鉴别诊断　胰腺支架向内移位需要与胰管支架阻塞相鉴别，两者均可导致胰管引流不畅而诱发急性胰腺炎，腹部 CT 检查均可见支架位于胰管内，不过在支架向内移位时腹部 CT 可见到支架已完全进入胰腺，同时行十二指肠镜无法在乳头外找到支架末端，而单纯支架阻塞时支架末端仍位于十二指肠腔内。

6. 治疗　当胰管支架向远端移位、脱落时，若患者无明显临床症状可暂时先不处理。但当胰管支架向内移位时，常常导致较为严重的并发症，因此往往需要及时处理。目前对于如何取出向内移位的支架尚缺乏统一的认识，但一般都首选内镜下手段作为初始方案，在行内镜下移位胰管支架取出时，面临的困难主要是胰管本身的狭窄和成角。

目前有多种工具可用于内镜下取出向内移位的胰管支架，包括：①圈套器：可通过套住支架远端取出支架；②取石球囊：可通过导丝送至支架近端，充气后缓慢将支架拖出；③活检钳：可通过直接夹住支架远端取出支架；④取石篮网：当在支架远端释放后可以固定住支架将其拖出。但目前对于哪一种工具是最佳选择尚缺乏统一认识，更有研究者提出，上述的这些工具均会因主胰管本身较为狭窄造成张开困难。因此，内镜下处理胰管支架向内移位的最佳手段仍需要更多的临床研究帮助明确。

此外，为行胰管移位支架取出时，若取出顺利，对胰管损伤小，术后可不行引流，但取出困难或对胰管影响较大者应行胰管引流，保持胰管引流通畅，可能减轻或减少并发症的发生。

相比于在支架移位后再进行处理，使用具有防移位功能的支架可能是更值得推荐的一种方式，目前防移位支架的设计主要集中在增加固定构件上，如锚定鳍、尾端呈喇叭状及固定侧翼等。

四、病例点评

胰管支架向内移位是胰管支架植入术较少见的并发症之一，然而其一旦发生常常会会导致梗阻性胰腺炎、胰管损伤、感染等问题，且由于胰管本身直径较细，且可能较为迂曲，处理向内移位的支架往往较为困难，甚至许多患者需要通过外科手术的方式来取出胰管支架。因此胰管支架虽然可以有效预防胰腺炎的发生，但是其并非毫无出现并发症的，所以应严格把握其适应证。本例患者开始尝试经主乳头取出胰管支架时，因为主胰管盘圈，难以到达胰管远端，但本例患者为胰腺不完全分裂患者，故可尝试从副乳头取出胰管支架，但开始尝试时难以圈套满意，因为主副胰管的交汇处较为狭窄，导致操作困难，但在通过球囊扩张狭窄处后成功经副胰管取出支架。相比于外科手术，通过内镜手段取出移位支架创伤更小，术后并发症风险较低，应作为胰管支架移位时的首选治疗手段。

（撰　写　周明新　北京大学第三医院消化科）
（审　核　黄永辉　北京大学第三医院消化科）

参考文献

[1]Rana SS，Sharma R，Gupta R.Endoscopic retrieval of two proximally migrated plastic pancreatic duct stents[J].JGH open：an open access journal of gastroenterology and hepatology，2019，4（1）：97-98.

[2]廖宇圣，吴杰，赵秋，等.胰胆管塑料支架向近端移位二例并文献复习[J].中华消化内镜杂志，2012，29（4）：231-232.

[3]曾春艳，李国华，周小江，等.胰管支架近端移位的原因分析及内镜下治疗[J].中华消化内镜杂志，2020，37（04）：267-270.

[4]La Young Yoon，Jong Ho Moon，Hyun Jong Choi，et al.Wire-guided endoscopic snare retrieval of proximally migrated pancreatic stents after endoscopic papillectomy for ampullary adenoma[J].Gut and liver，2011，5（4）：532-535.

[5]Kawaguchi Y，Lin JC，Kawashima Y，et al.Risk Factors for Migration，Fracture，and Dislocation of Pancreatic Stents[J].Gastroenterology research and practice，2015，2015（1）：365457.

[6]Matsubayashi H，Ooka S，Kimura H，et al.Proximally migrated pancreatic stent successfully removed using needle-knife and forceps：complication after precut papillotomy assisted by pancreatic stenting[J].Clin Res Hepatol Gastroenterol，2011，35（4）：321-324.

[7]Vila JJ，Martín L，Prieto C，et al.Challenging combined EUS-and-ERCP-endoscopic retrieval of proximally migrated pancreatic stent[J].Gastrointestinal Endoscopy，2016，84（1）：187-188.

[8]Matsubayashi H，Ooka S，Kimura H，et al.Removal of proximally migrated pancreatic stent using needle knife and capture forceps（with video）[J].Journal of interventional gastroenterology，2011，1（2）：90-92.

病例28

慢性胰腺炎副乳头支架置入

一、病历摘要

（一）基本信息

患者男性，63 岁。

主诉： 间断上腹痛 1 年，加重 20 天。

现病史： 患者 1 年前饮酒后出现上腹痛，呈绞痛，程度可耐受，与体位、进食无关，伴呃逆，无反酸、烧心，无恶心、呕吐，无腹泻，无胸闷、胸痛，无气短、呼吸困难，无皮肤、巩膜黄染，就诊于外院。查血淀粉酶 85U/L、尿淀粉酶 266U/L、血清 CA19-9 测定 48.49U/ml，MRCP 提示胰腺萎缩，胰管略扩张，考虑慢性胰腺炎可能性大，之后就诊于我院门诊，上腹部 MRI 提示胰管扩张，予得每通（胰酶肠溶胶囊）300mg 3 次 / 日口服，建议定期复查 CA19-9、癌胚抗原及胰腺影像学，必要时内镜下置入胰管支架。此后患者上腹痛间断发作，程度较轻，未进一步诊治。20 天前患者无明显诱因再次出现上腹隐痛，伴随症状同前，就诊于外院，查血清 CA19-9 测定 44.37U/ml↑，MRCP 提示胰管较前略增宽，之后就诊于我院门诊，建议完善超声内镜检查，必要时内镜下治疗。现为进一步诊治收入院，患者自发病以来，精神、食欲欠佳，睡眠可，大小便正常，体重近 40 天下降 3kg。

既往史： 体健，否认肝炎、结核、疟疾病史，否认高血压、心脏病史，否认糖尿病、脑血管疾病、精神疾病史，否认手术、外伤、输血史，否认食物、药物过敏史，预防接种史不详。

个人史： 生于外省，久居本地，无疫区、疫情、疫水接触史，无牧区、矿山、高氟区、低碘区居住史，无化学性物质、放射性物质、有毒物质接触史，无吸毒史。吸烟 40 年，10 ~ 40 支 / 天，未戒烟。饮酒 40 年，1 ~ 2 次 / 周，白酒半斤 / 次，戒酒 10 个月。

家族史： 否认家族性遗传病史。

（二）体格检查

生命体征平稳，神志清楚，心肺查体无异常，腹软，中上腹压痛，无反跳痛、肌紧张，肠鸣音 4 次 / 分。双下肢无水肿。

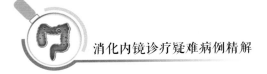

（三）辅助检查

2019 年 7 月 12 日外院血生化：丙氨酸氨基转移酶 19U/L，天冬氨酸氨基转移酶 21U/L，总胆红素 11.77μmol/L，白蛋白定量 39.0g/L，γ-谷氨酰转肽酶 24U/L，碱性磷酸酶 71U/L，肌酐（酶法）127.9μmol/L↑，钾 4.0mmol/L，淀粉酶 85U/L。

2019 年 7 月 18 日外院 MRCP：胰腺萎缩，胰管略扩张，考虑慢性胰腺炎可能性大，双肾囊性病变。

2019 年 7 月 25 日本院上腹部 MRI 平扫：胰管扩张，请结合临床；肝内多发小囊肿，双肾多发小囊肿。

2020 年 4 月 8 日外院电子胃镜检查：①贲门口炎；②慢性萎缩性胃炎（0-1）。

2020 年 4 月 28 日外院肿瘤标志物：甲胎蛋白 4.06ng/ml，癌胚抗原 3.62ng/ml，血清 CA125 测定 16.05U/ml，血清 CA19-9 测定 44.37U/ml↑，血清 CA-153 测定 12.10U/ml。

2020 年 4 月 28 日外院血生化：丙氨酸氨基转移酶 20U/L，天冬氨酸氨基转移酶 27U/L，总胆红素 7.72μmol/L，白蛋白定量 44.7g/L，γ-谷氨酰转肽酶 23U/L，碱性磷酸酶 69U/L，肌酐（酶法）112.4μmol/L↑。

2020 年 4 月 29 日外院 MRCP：慢性胰腺炎可能，胰管较 2019 年 7 月 18 日片略增宽，必要时进一步检查。双肾多发囊肿。

（四）诊断

慢性胰腺炎；

慢性肾功能不全；

慢性萎缩性胃炎；

肾囊肿。

（五）诊疗经过

入院后完善检查排除手术禁忌，于 2020 年 5 月 18 日行扇扫超声内镜检查，术中所见：十二指肠乳头正常，胰腺略萎缩，实质呈不均匀点状、条状高回声改变，测量厚度最宽约 1.25cm，胰管全程扩张，宽度 0.3～0.63cm，胰头部实质呈点状、结节状钙化，胰头段胰管扩张最宽约 0.55cm，胰体尾部略萎缩。胆囊未见结石，胆管不宽（病例 28 图 1）。

专业组查房讨论后建议 ERCP ＋胰管支架。与患者及家属充分知情同意后于 2020 年 5 月 21 日行全身麻醉 ERCP，手术操作过程：食管、胃腔通过顺利，于十二指肠降段内侧找见主乳头，乳头呈乳头型，开口呈单孔状，X 线透视下胰头部可见一结石影，约 1.0cm×0.6cm，导丝引导下乳头切开刀胰管插管成功，胰头部胰管狭窄，三腔切开刀无法通过，换用造影导管沿导丝通过狭窄段，行狭窄扩张，注

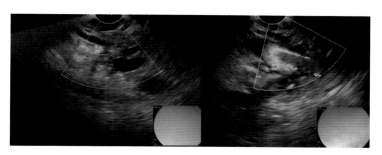

病例28图1　2020年5月18日超声内镜见胰管全称扩张伴胰头部钙化

射造影剂见胰头部充盈缺损，结石远端胰管扩张，内径约0.6cm，胰头部胰管走行迂曲呈反α型，经主胰管始终无法进入体尾部胰管，三腔切开刀行胰管括约肌小切开，于主乳头上方找见副乳头，插管成功，行副乳头括约肌小切开，反复尝试后成功将导丝置入体尾部主胰管，置入7Fr×7cm胰管塑料支架，位置良好，退镜（病例28图2）。术后患者出现上腹隐痛，查体中上腹存在压痛，无反跳痛及肌紧张，实验室检查淀粉酶和脂肪酶轻度升高，腹部超声胰腺形态学未见明显异常，予禁食、补液、抑酸、抑制胰酶分泌等对症治疗后腹痛缓解，逐步恢复饮食，患者未诉特殊不适，病情平稳后出院。

患者合并慢性肾功能不全，于住院期间邀请肾内科会诊，诊断考虑：慢性肾功能不全，肾小管间质损伤可能，治疗建议：①低蛋白饮食，避免使用肾毒性药；②查尿液蛋白/肌酐、尿 NAG 酶、血尿渗透压、血甲状旁腺素、抗中性粒细胞胞浆抗体，双肾动脉超声；③开同（复方 α-酮酸片）3 片 3 次/日口服。但是患者拒绝继续上述检查及治疗，嘱患者肾内科门诊随诊。

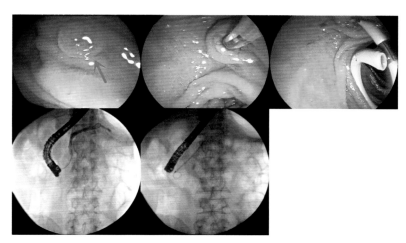

病例28图2　2020年5月21日内镜下十二指肠副乳头括约肌切开术＋胰管支架置入术

（箭头所示为副乳头）

（六）随访

患者未再出现剧烈上腹部疼痛，3 个月后外院复查 MRCP 见胰管增宽较前好转（支架可能自行脱落）。

二、病例分析

患者中年男性，间断上腹痛 1 年余，腹部影像学检查见胰腺萎缩、胰管扩张，慢性胰腺炎的诊断成立。慢性胰腺炎常见病因类似于急性胰腺炎，包括胆管疾病、酒精、自身免疫因素、高钙血症、高脂血症和遗传因素等。该患者长年饮酒，有饮酒后腹痛发作病史，有酒精性因素可能；在入院后行 ERCP 见胰头部胰管走行迂曲，呈反 α 型，提示存在胰管发育异常，这可能也是导致慢性胰腺炎的因素之一。

慢性胰腺炎在临床上要重点与胰腺癌鉴别，胰腺癌好发于老年男性，主要临床表现为腹痛、消瘦、黄疸等，实验室检查可见总胆红素升高，以结合性胆红素为主、CA19-9、癌胚抗原等肿瘤标志物升高，影像学检查（包括腹部超声、CT、MRI 和超声内镜等）可见胰腺占位性病变，该患者为中年男性，有腹痛、消瘦表现，肿瘤标志物 CA19-9 升高，但无黄疸，多种影像学检查均未见明确胰腺肿物，不支持胰腺癌的诊断。此外还需要与消化性溃疡、慢性胆囊炎、原发性胰腺萎缩等疾病鉴别。

慢性胰腺炎的治疗包括去除病因、止痛、胰酶分泌不足的替代治疗、控制血糖、营养支持，以及内镜或外科手术。该患者反复出现胰源性腹痛，超声内镜见胰管全程扩张、胰头部钙化，保守治疗效果不满意，有进一步行内镜下治疗的指征，ERCP 检查也进一步支持慢性胰腺炎的诊断，同时发现胰管发育异常和胰管结石，术中在经主胰管始终无法进入体尾部胰管的情况下改为经内镜十二指肠副乳头括约肌切开术联合胰管支架置入术（经副乳头），术后患者腹痛缓解。

三、疾病和相关诊治技术介绍

ERCP 相关技术作为消化内镜重要的介入治疗手段广泛用于胆胰系统疾病的诊断和治疗。经主乳头选择性胰管造影的成功率已达 90% 以上，但仍有部分病例不能成功插入胰管或者经主乳头无法实现胰管深插。这些病例中一部分为胰腺解剖结构异常（如胰腺分裂），一部分是由于慢性胰腺炎、胰腺肿瘤等多种原因导致的主胰管狭窄变形。

胚胎时期的背胰芽和腹胰芽在发育过程中融合形成胰腺。副胰管是背胰芽的主要引流通道，进入十二指肠的部位形成十二指肠副乳头。副胰管随着生长发育会有不同程度的萎缩，但是一部分人群在成年后的副胰管的左端与主胰管汇合，右端仍开口于十二指肠，十二指肠副乳头及副胰管无明显萎缩退化。十二指肠副乳头是副胰管在十二指肠的开口，一般位于主乳头内侧壁右上方，距主乳头 10 ~ 30mm。

经副乳头插管造影主要适用于：①胰腺疾病拟行内镜下相关治疗而主胰管插管困难；②胰腺分裂的诊断和治疗。对于慢性胰腺炎等原因导致的主胰管狭窄或胰管结石形成，内镜治疗的方式主要是置入胰管支架或内镜下取石，以此保证胰液顺利流入十二指肠，降低主胰管的压力。在 ERCP 无法通过主胰管完成相关操作时，副乳头插管可以作为一种重要的补充手段，实现胰管插管、胰管括约肌切开及胰管支架置入。

由于副乳头一般位于十二指肠降部的起始位置，十二指肠镜在此处难以停留，很容易脱出到十二指肠球部，加上十二指肠副乳头开口很小，插管有一定困难，内镜操作时需要将内镜适当向内推送，使内镜保持半长镜状态，以利于插管。注射胰泌素促进胰液分泌使十二指肠副乳头突出并容易识别开口、导丝引导技术、会合技术和针刀预切开技术等多种方法能提高十二指肠副乳头插管的成功率。副乳头切开方法类似于主乳头切开，切开方向也是沿 12 点到 1 点方向。需要注意的是，手术过程中内镜容易滑入十二指肠球内，要小心细致操作。切开后可根据胰管宽度放置 5 ~ 7Fr 的塑料支架，目的是防止切开副乳头后瘢痕愈合狭窄，根据不同的疾病决定支架不同的放置时间，胰腺分裂一般放置 1 ~ 3 个月，慢性胰腺炎一般放置 3 ~ 6 个月或以上。

四、病例点评

副乳头插管技术作为主乳头胰管插管失败的补救措施，在胰腺分裂、胰腺结石等疾病的内镜诊疗中具有重要的临床意义，值得在适应证范围内进一步推广应用。

（撰　写　刘文正　北京大学第三医院消化科）
（审　核　黄永辉　北京大学第三医院消化科）

参考文献

[1]Kamisawa T，Yuyang T，Egawa N，et al.A new embryologic hypothesis of annular pancreas[J].Hepato-gastroenterology，2001，48（37）：277.

[2]Brown NG，Howell DA，Brauer BC，et al.Minor papilla endotherapy in patients with ventral duct obstruction：identification and management[J].Gastrointestinal Endoscopy，

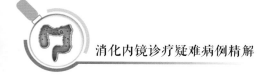

2017，85（2）：365-370.

[3]姚炜，黄永辉，常虹，等.十二指肠副乳头插管在ERCP中的应用价值[J].中国微创外科杂志，2016，16（10）：889-891，895.

[4]杜浩杰，许国强.十二指肠副乳头的诊断及其治疗应用[J].国际消化病杂志，2019，039（001）：26-29.

胰腺假性囊肿

一、病历摘要

（一）基本信息

患者男性，36 岁。

主诉：间断中上腹痛 10 余年，发现胰腺假性囊肿 1 年。

现病史：患者 10 余年前无明显诱因出现中上腹痛，性质为隐痛，向后背放射，不伴恶心、呕吐，程度可忍受，就诊于外院，予抗感染治疗（具体不详）后缓解。8 年前再次出现中上腹痛，诱因、性质、程度和伴随症状同前，就诊于外院，急诊腹部 CT 提示急性胰腺炎（未见报告），予对症支持治疗（具体不详），病情好转后出院。此后腹痛间断发作，1 ~ 2 次 / 年，可自行缓解，未进一步诊治。1 年前患者进油腻食物后再次出现中上腹痛，向后背放射，程度难以忍受，弯腰可稍减轻，不伴恶心、呕吐，就诊于外院，予禁食水、抑酸、生长抑素及抗感染治疗，行腹部增强 CT 示胰腺假性囊肿，未予进一步处理。此后上述症状仍间断发作，反复住院。9 个月前在外院行胰腺假性囊肿超声引导下穿刺引流，1 个月后患者自行拔管。1 个月前患者进油腻食物后再次出现剧烈中上腹痛，外院行腹部 CT 提示囊肿伴出血，予禁食水、抑酸、生长抑素、止血及抗感染治疗，病情好转后出院。现为求进一步诊治入院。近 1 年以来，患者精神一般，食欲一般，体重无明显下降，大小便正常。

既往史：体健。否认肝炎、结核、疟疾病史，否认高血压、心脏病史，否认糖尿病、脑血管疾病、精神疾病史，否认外伤、输血史，否认食物、药物过敏史，预防接种史不详。

个人史：生于外省，久居本地，无疫区、疫情、疫水接触史，无牧区、矿山、高氟区、低碘区居住史无化学性物质、放射性物质、有毒物质接触史，无吸毒史。已戒酒 10 年。吸烟史 18 年，20 ~ 40 支 / 天，未戒烟。

家族史：否认家族性遗传病史。

（二）体格检查

生命体征平稳，神志清楚，皮肤黏膜无黄染。心肺查体无异常，腹部平坦，腹软，左上腹压痛，可触及腹部包块，无反跳痛。肝脾肋下未及。肠鸣音正常，4 次 / 分。双下肢无水肿。

（三）辅助检查

2019 年 1 月 21 日外院腹部增强 CT：胰体尾显示不清，胰头边缘毛糙，密度不均。左上腹腔内团片状混杂密度影较前增大，中心层面大小约 14.1cm×10.1cm；中腹部另见一囊状低密度影，中心层面大小约 12.5cm×8.1cm，腹腔内见多发结节及斑片状渗出液同前。肝周、脾周及盆腔少量液体样密度影较前减少。

2019 年 2 月 22 日外院腹部增强 CT：胰腺假性囊肿引流术后，胰体尾部显示不清，胰周见团片状密度减低影范围较前增多，增强未见明显强化，中心层面大小约 8.2cm×4.0cm，肝周、脾周及盆腔少量液体样密度影较前增多。

2019 年 10 月 3 日外院腹部增强 CT：胰体尾部显示不清，周围见混杂密度影，考虑假性囊肿较前增大并出血，腹腔积液较前增多（局部包裹），腹膜炎征象较前进展。脾大，肝硬化可疑。

2019 年 11 月 11 日外院腹部 CT：胰体尾部囊性病变较前减少，最大截面约 5.2cm×4.3cm，外壁边界不清，囊内密度增高影消失，肝周积液基本吸收，脾脏增大，密度均匀。左下肺渗出较前增多，左侧少量胸腔积液。心包少量积液。

2019 年 11 月 25 日外院 MRCP：肝内胆管无明显扩张，肝总管及胆总管无明显扩张，主胰管扩张，胰腺尾部见团状高信号影，约 87mm×58mm，内见小片状低信号影。腹腔内可见弧形高信号影。

（四）诊断

胰腺假性囊肿；

慢性胰腺炎；

胃底静脉曲张。

（五）诊疗经过

患者入院后于 2019 年 12 月 3 日行无痛胃镜检查见食管静脉显露，胃底多发静脉曲张，最宽处约 1.5cm，胃体后壁见黏膜隆起、水肿，表面充血呈蛇皮样改变。十二指肠球部变形。于 2019 年 12 月 4 日行腹盆腔增强 CT 见胰尾旁类圆形低密度影，边界清，大小约为 5.9cm×7.6cm×7.9cm，增强扫描囊壁可见强化，中心未见强化，与胰腺及胃界限不清，胃大弯侧受压，胰腺周围脂肪间隙模糊，胰头部体积增大，胰体尾交界处明显变细，胰管未见明显扩张。肝脏左叶体积缩小，边缘尚光整，增强扫描肝左叶动脉期可见一过性片状明显强化，门静脉增粗，最宽处约为 1.5cm，胃壁内、胃周、腹腔可见多发迂曲增粗血管影。2019 年 12 月 4 日行 MRCP 见胰尾旁见类圆形长 T_2 信号，内可见短 T_2 信号壁结节，边界清，最大截面积约

5.5cm×7.6cm，与胰腺及胃界限不清，胃大弯侧受压，胰腺周围脂肪间隙模糊，胰头部体积增大，胰体尾交界处明显变细，胰体尾部胰管显示不清。肝脏左叶体积缩小，门静脉增粗，最宽处约为 1.5cm，胃壁内、胃周、腹腔可见多发迂曲增粗血管影。脾脏增大。腹腔少量积液。综合既往病史、临床表现及辅助检查，考虑胰腺假性囊肿、胰管断裂、胰源性门脉高压诊断明确（病例 29 图 1）。

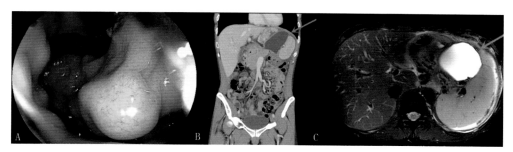

病例29图1　入院后胃镜和相关腹部影像学检查

A：2019 年 12 月 3 日胃镜见胃底多发静脉曲张，最宽处约 1.5cm；B：2019 年 12 月 3 日腹部 CT 见胰尾部假性囊肿；C：2019 年 12 月 4 日 MRCP 见胰尾部假性囊肿。

在消化科、普外科和影像科多学科联合会诊后建议行内镜下胰管支架置入，但胰尾部胰管可能存在狭窄、变形，手术难度高，在患者充分知情同意后于 2019 年 12 月 5 日行全身麻醉 ERCP，手术过程：十二指肠球降交界狭窄、水肿，十二指肠镜勉强通过，降段内侧找见主乳头，乳头呈乳头型，开口呈纵口状，导丝引导下乳头切开刀反复尝试胰管插管成功，导丝难以深插至胰尾部胰管，反复尝试后进入腺尾部囊肿，造影部分囊肿显影，范围约 2.0cm，乳头切开刀行胰管括约肌小切开，沿导丝置入 5Fr×9cm 胰管支架于胰管内，远端位于囊肿内，位置良好引流通畅，退镜。之后患者逐步恢复饮食，未出现 ERCP 术后并发症（病例 29 图 2）。

2019 年 12 月 5 日 ERCP：导丝进入假性囊肿（箭头所示），放置胰管支架，远端位于囊肿内。于 2019 年 12 月 11 日复查腹盆腔平扫 CT 见胰腺假性囊肿较前略有缩小。因引流效果不明显，专业组查房讨论后建议下一步行超声引导下穿刺引流，但患者合并胃底静脉曲张，手术难度及风险高，术中有大出血、穿孔、腹腔感染等并发症可能，在患者及家属知情同意后于 2019 年 12 月 12 日行全身麻醉超声引导下胰腺假性囊肿经胃壁穿刺引流术。手术过程：扇扫超声于体中部大弯扫及假囊，大小 5.3cm×4.3cm，多普勒避开大血管，超声引导下使用 19G 穿刺针穿刺假囊，回抽囊液较清亮，少量絮状物，置入小丑导丝于假囊内，使用针状刀电切开通道，然后使用 8.5Fr 扩张探条扩张通道，置入 8.5Fr×30cm 鼻胆管改制内引流，更换胃镜，鼠齿钳协助，将引流管远端置于十二指肠降部，位置良好，引流通畅，退

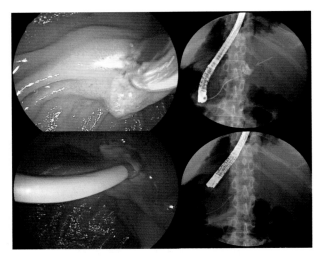

病例29图2　2019年12月5日ERCP

导丝进入假性囊肿（箭头所示），放置胰管支架，远端位于囊肿内。

镜。术中抽取清亮囊液送检脂肪酶＞2000U/L，快速淀粉酶136 689.0U/L。术后患者未诉特殊不适，于2019年12月15日行腹部彩超见胰尾旁可探及混合回声包块，范围约6.4cm×5.0cm，考虑引流有效，患者病情平稳后出院（病例29图3）。

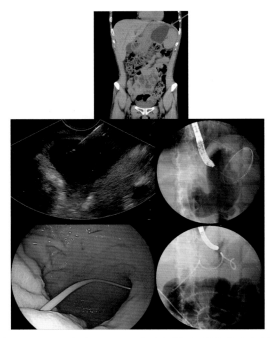

病例29图3　2019年12月11日腹盆腔CT见胰腺假性囊肿较前略有缩小（箭头所示），
2019年12月12日超声引导下胰腺假性囊肿经胃壁穿刺引流术

（六）随访

患者出院 3 个月后于外院复查腹部超声胰腺囊肿范围缩小至 5.0cm × 4.5cm，间断有进食后上腹饱胀感，未再出现明显上腹部疼痛。

二、病例分析

患者青年男性，慢性病程，反复发作，临床特点为反复腹痛发作伴淀粉酶、脂肪酶升高，胰腺影像学有假性囊肿、胰管狭窄变形和胰源性区域性门脉高压的表现，因此慢性胰腺炎的诊断成立。入院时无胰腺炎急性发作表现，但是胰腺尾部出现胰管断裂以及假性囊肿有增大趋势，所以此次治疗的重点是处理并发症。

患者的假性囊肿形成时间较长，难以自行吸收，而外科手术创伤大、恢复慢，患者又拒绝再次行超声引导下胰腺囊肿穿刺外引流，因此治疗的方向主要集中于微创内镜手术领域。目前内镜下胰腺假性囊肿穿刺引流主要有两个途径：经十二指肠乳头途径，即 ERCP；经胃壁或十二指肠壁途径，即 EUS 引导下介入相关技术。患者合并有胃底静脉曲张和胰管断裂，入院时胃壁和假性囊肿囊壁有炎性水肿表现，因此首先尝试 ERCP 内镜下胰管支架置入术以期连接断裂胰管同时实现内引流，但在 ERCP 手术时胰腺尾部胰管狭窄变形难以通过导丝，胰管支架远端只能放置于假性囊肿内，术后复查影像学评估引流效果欠佳，遂行超声引导下胰腺假性囊肿经胃壁穿刺引流术，术后取得了较为理想的引流效果，也降低了胰腺炎的反复发作。

三、疾病和相关诊治技术介绍

胰腺假性囊肿（pancreatic pseudocyst，PPC）多见于重症急性胰腺炎，常在发病后 3 ~ 4 周出现，与过早恢复饮食有一定的关系。慢性胰腺炎胰管梗阻、胰腺排泄不畅时亦可出现。PPC 是胰液、血液、坏死组织等物质在胰腺内或胰腺周围组织汇聚而形成的囊腔，周围被增生的纤维组织或肉芽组织包裹，囊壁无上皮细胞，称为假性囊肿。囊肿通常位于中上腹或左上腹，与胰腺体尾部相对应。囊肿的临床表现与大小有关，小的囊肿多数无症状，大的囊肿（尤其是直径 > 6cm）可引起压迫症状，体格检查可触及肿块，伴有压痛，左侧胸腔可有积液或左侧肺不张，约 10% 的患者出现黄疸，血淀粉酶常持续升高。PPC 可破裂，造成胰源性腹腔积液，腹腔积液中淀粉酶和脂肪酶的含量均明显升高。

治疗方案的选择要结合囊肿的大小、位置、数目、与胰管和胃肠道关系、患者的症状和并发症。PPC 的治疗方法分为内科治疗和手术。内科非手术治疗适用于囊肿本身未造成临床症状和严重并发症且未见明显增大的情况，PPC 有一定的可能会自行吸收，在临床上的内科治疗主要包括胃肠减压、营养支持、应用生长抑素、抗感染等综合处理。生长抑素能抑制胰腺分泌，促进 PPC 的吸收闭合。手术治疗适用于 PPC 出现压迫症状及相关并发症，如囊内感染或出血、胰瘘等。手术的目的在于引流或切除囊肿，依据不同的途径可分为经皮穿刺引流术、内镜下穿刺引流术、外科手术和多途径联合手术。

内镜治疗 PPC 的理念在于以微创的手段建立囊肿与消化道之间的引流通路，主要的方式有经十二指肠乳头引流和经胃壁或十二指肠壁引流。超声内镜（EUS）引导下经消化道壁穿刺引流术融合了内镜和超声的优点，可以评估囊壁的厚度及囊肿周围血管的情况，避免在操作过程中损伤重要血管，还可以显示囊肿与消化道的关系，即使囊肿未贴近消化道形成压迫，也可以在超声内镜引导下实现引流。EUS 引流的适应证为：①囊肿直径在 6cm 以上或短期内迅速增大；②囊肿形成时间超过 6 周（或囊壁完全成熟）；③症状明显或出现感染、出血、破裂、门脉高压、胃肠道梗阻、胆道梗阻等并发症。禁忌证包括囊性肿瘤、合并假性动脉瘤、与消化道壁之间的距离 ＞ 1cm、凝血功能障碍和不能耐受麻醉等。虽然 EUS 相关技术对操作者和器材的要求较高，但是越来越多的临床研究表明 EUS 引流 PPC 的疗效显著且安全性好，可以广泛地应用于 PPC 的治疗。

四、病例点评

在急慢性胰腺炎及其相关并发症的手术治疗领域，以治疗性 ERCP 技术为代表的内镜微创手术以疗效好、创伤小、恢复快的优势已经占据主导地位，近年来超声内镜技术的发展为治疗性内镜技术开辟了新的领域和方向，2E 融合技术（ERCP ＋ EUS）的广泛应用将会造福越来越多的患者。

（撰　写　刘文正　北京大学第三医院消化科）
（审　核　黄永辉　北京大学第三医院消化科）

参考文献

[1]Banks PA，Bollen TL，Dervenis C，et al.Classification of acute pancreatitis—2012：revision of the Atlanta classification and definitions by international consensus[J].Gut，2013，62（1）：102-111.

[2]Zerem E，Hauser G，Logazec S，et al.Minimally invasive treatment of pancreatic pseudocysts[J].World J Gastroenterol，2015，21（22）：6850-6860.

[3]Giovannini M.Endoscopic ultrasound-guided drainage of pancreatic fluid collections[J].
　Gastrointest Endosc Clin N Am，2018，28（2）：157-169.

[4]孙利慧，王新，张筱茵.超声内镜在胰腺假性囊肿治疗中的进展[J].实用医学杂
　志，2018，34（010）：1743-1745，1748.

胰腺术后胰管断裂——超声内镜引导下胰管穿刺引流术（EUS-PD）

一、病历摘要

（一）基本信息

患者女性，23岁。

主诉：胰头肿瘤切除术后1年，间断腹痛7个月，加重1天。

现病史：患者1年前于外院体检发现胰头低回声占位，胰腺CT提示胰头部囊实性占位，符合胰腺实性假乳头状瘤，遂行胰头肿物切除术。术后患者出现胰腺炎、胰瘘，好转后出院。定期随诊时发现胰管扩张，未予特殊处理。7个月前再次行腹腔置管引流，后拔除，具体不详。1个月前患者腹痛再发，部位、性质、伴随症状基本同前，程度可忍受，就诊于我院。查淀粉酶389U/L，脂肪酶1098U/L；腹部CT示胰头部术区可见高密度影，残余胰管可见串珠状扩张。发病以来精神尚可，睡眠可，大小便正常。

既往史：无传染性疾病、心脑血管病史，无特殊。

个人史：生于北京，久居本地，无特殊。

家族史：无家族遗传性疾病。

（二）体格检查

体温36.0℃，脉搏85次/分，呼吸16次/分，血压101/65mmHg。腹部查体示左侧中上腹轻压痛，无反跳痛，腹平软未见包块，余系统查体未见特殊。

（三）辅助检查

入院检查：白细胞16.98×10^9/L，中心粒细胞百分比87.4%，中性粒细胞绝对值14.83×10^9/L，脂肪酶＞2000U/L，淀粉酶452U/L。余常规化验未见明显异常。

胰腺增强CT、超声内镜（EUS）及MRI检查示胰头部局部切除术后改变，缺损区域内少量液性积聚，胰腺颈部及体尾部略显萎缩，体尾部胰管明显扩张，最宽约0.8cm，头部胰管显示不清，胰腺周围少许纤维索条影，胆管无扩张，未见明确钙化。余实质脏器未见明显异常（病例30图1，病例30图2）。

胸部 CT 未见明显异常。

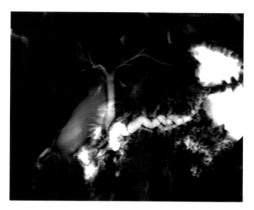

病例30图1   MRCP示胰头部胰管狭窄，体尾部胰管及分支胰管明显扩张

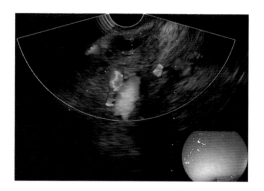

病例30图2   EUS示体部胰管明显扩张

（四）诊断

慢性胰腺炎；

胰瘘；

胰管扩张；

胰头肿瘤切除术后。

（五）诊疗经过

患者入院后，完善术前检查，全身麻醉下先行 ERCP，经主乳头及副乳头插管后，导丝难以深插，在胰头部盘绕，造影提示胰头部局限性不规则囊性改变，未见体尾部主胰管显影，分别行主副乳头括约肌切开术。

考虑到胰头部胰管损伤严重，常规 ERCP 很难实现胰管贯通，择期进行了超声内镜引导下胰管穿刺引流术。

使用扇扫超声内镜，行胰腺扫查，胰腺实质萎缩，体尾部胰管扩张，最宽处

0.8cm，头部胰管无法显示。首先于胃体部选择体部胰管为穿刺点，使用COOK-19G穿刺针，穿刺至胰腺实质后穿刺针很难进入胰管内，胰腺实质质韧明显，穿刺是胰管移动幅度大，多次尝试难以成功穿刺至胰管内，胃内更换穿刺点后再次尝试仍难以穿刺成功。更换至十二指肠球部，以颈部胰管为穿刺点，多普勒引导下避开大血管后成功穿刺至颈部胰管，留置导丝于体尾部胰管内，更换囊肿切开刀行穿刺道扩张成型，置入7Fr×10cm胆道塑料支架，位置良好，引流通畅，穿刺部位无活动出血（病例30图3，病例30图4）。

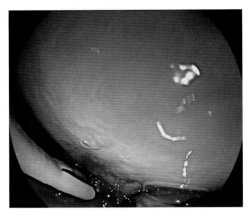

病例30图3　EUS-PD支架置入术后，十二指肠球内可见支架一端

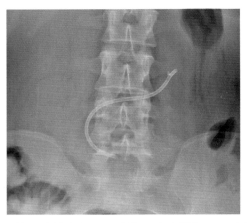

病例30图4　腹部平片示胰管支架，一端位于胰腺尾部，一端位于十二指肠降部

术后患者腹痛明显减轻，无出血、穿孔、腹膜炎及感染发生，淀粉酶、脂肪酶很快降至正常水平，出院随访。

（六）随访

EUS-PD半年，内镜下经窦道更换为7Fr单猪尾型胰管支架。在半年多的随访期间，患者无腹痛症状及胰腺炎发作，体重增加（病例 30 图 5，病例 30 图 6）。

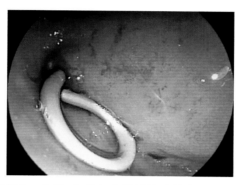

病例30图5　术后3个月复查并更换胰管支架（内镜图）

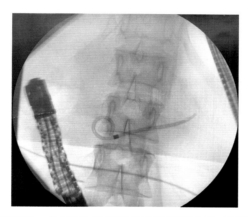

病例30图6　术后3个月复查并更换胰管支架（X线图）

二、病例分析

本病例为胰腺术后并发胰瘘、胰管狭窄、扩张，反复胰腺炎发作，常规治疗方案为 ERCP。通过 ERCP 置入胰管支架，扩张狭窄段胰管，引流胰液，从而缓解腹痛症状。但本病例由于胰腺术后并发胰瘘，胰管局部连续性中断，常规 ERCP 技术难以贯通胰管进行支架置入治疗。对于这种复杂情况，通常都是转胰腺外科，行外科胰肠吻合。由于患者之前做过一次胰腺外科手术，而且术后多次出现胰瘘情况，考虑胰腺周围粘连情况严重，外科手术难度很大，而且术后再次发生胰腺并发症的概率更大，对于患者及术者都难以接受。胆道系统梗阻，ERCP 和外科都无法处理时可以经腹壁穿刺引流，胰管梗阻如果 ERCP 和外科都无法处理时，真的是陷入绝境。随着超声内镜引导下胰管穿刺引流术的开展，为此类患者重新带来了一丝希望和光明。在超声内镜引导下经胃或十二指肠穿刺胰管，置入支架，从而保证胰液的引流通畅，但是难度非常大。需要经验非常丰富的超声内镜专家进行手术。最终本例患者通过 EUS-PD 的方法实现了胰管引流，解除了胰管狭窄问题，避免了胰腺炎反复发作。

三、疾病和相关诊治技术介绍

胰管狭窄、扩张是一种常见胰腺炎后改变，如慢性胰腺炎伴胰管较大结石、急性胰腺炎胰腺坏死，或者见于胰腺术后，如胰肠吻合术后等，胰管狭窄则会导致胰腺炎反复发作，继而胰腺实质萎缩，以及一系列后续改变。解除胰管狭窄的主要手段有 ERCP 技术，通过内镜，经十二指肠乳头逆行于胰管内置入胰管支架，已经成为首选治疗方案。对于部分患者，由于种种原因可能无法成功放置支架，则需要外科处理，如慢性胰腺炎。但是对于已经多次外科干预的胰腺术后患者，再次手术的风险和难度必然更大，对患者也是巨大的创伤。

随着超声内镜介入治疗的迅猛发展，超声内镜引导下胰管穿刺引流术（EUS-PD）逐渐成熟，虽然其成功率和有效率均明显低于超声内镜引导下胆管穿刺引流术（EUS-BD），总体成功率在 75% 左右，但是作为一个对于某些患者来说可能是唯一的而且微创的治疗方式，深受内镜医师和患者的期待。

EUS-PD 首先要选择穿刺点，理想的穿刺点需要综合考虑梗阻部位、胰管解剖结构、胰管扩张程度及穿刺方向。常见的穿刺部位为胃内，如贲门下，其次可以选择十二指肠球，都要注意在多普勒引导下避开大血管。常用的穿刺针为 19G 组织穿刺针，可以通过 ERCP 常用的 0.035 英寸导丝，但导丝交换过程需要注意，防止导丝损伤。近期 COOK 公司开发了一种专门用于胆胰管穿刺引流用的通道针，尖端的平面设计可以防止导丝损伤，便于调整。部分操作困难的穿刺部位或穿刺难度大者可以选用更细的 22G 穿刺针，配合使用 0.018 英寸超细导丝，但导丝的支撑性较差，不利于保持方向和支架置入。引流支架有金属覆膜支架、塑料支架，可以根据不同情况进行选择。为防止支架的内易位或脱落，首次支架置入多选较长的 7Fr 胆道塑料支架（无侧孔），考虑到首次 EUS-PD 所建立的窦道经一段时间后逐步成熟，可以在数月至半年经内镜更换为单猪尾多侧孔胰管支架，以增加引流的效果。EUS-PD 常见的并发症包括腹痛、胰腺炎、出血、穿孔及导丝脱落等，总体发生率约 20%。

四、病例点评

EUS-PD 是超声内镜介入领域难度最高地超级微创手术，能有效解决患者胰管引流问题，是 ERCP 失败后的重要补救措施，尤其是胰腺术后患者，EUS-PD 是再次外科手术之外的唯一的治疗选择。

（撰　写　张耀朋　北京大学第三医院消化科）

（审　核　黄永辉　北京大学第三医院消化科）

参考文献

[1]孙立琪，王伟，金震东.超声内镜引导下经体腔引流术的应用进展[J].中华消化内镜杂志，2019，36（9）：697-702.

[2]Siddiqui UD，Levy MJ.EUS-guided transluminal interventions[J].Gastroenterology，2018，154（7）：1911-1924.

[3]Ryozawa S，Fujita N，Irisawa A，et al.Current status of interventional endoscopic ultrasound[J].Dig Endosc，2017，29（5）：559-566.